中国华氏巨球蛋白血症标准数据集

（2022版）

Chinese Waldenström Macroglobulinemia Standard Data Set（Version 2022）

组织编写　中华医学会血液学分会淋巴细胞疾病学组
　　　　　四川大学华西医院
　　　　　上海交通大学医学院附属瑞金医院
　　　　　苏州大学附属第一医院（国家血液系统疾
　　　　　　病临床医学研究中心）
　　　　　哈尔滨血液病肿瘤研究所

技术支持　北京嘉和海森健康科技有限公司

主　　编　马　军　吴德沛　赵维莅　牛　挺

中国协和医科大学出版社

北　京

图书在版编目（CIP）数据

中国华氏巨球蛋白血症标准数据集：2022版 / 马军等主编. —北京：中国协和医科大学出版社，2022.6

ISBN 978-7-5679-1974-7

Ⅰ. ①中… Ⅱ. ①牛… Ⅲ. ①巨球蛋白血症－标准－数据集－中国 Ⅳ. ①R553-65

中国版本图书馆CIP数据核字（2022）第066297号

中国华氏巨球蛋白血症标准数据集（2022版）

主　　编：马　军　吴德沛　赵维莅　牛　挺
策　　划：杨　帆
责任编辑：戴小欢
封面设计：许晓晨
责任校对：张　麓
责任印制：张　岱

出版发行：**中国协和医科大学出版社**
　　　　　（北京市东城区东单三条9号　邮编100730　电话010－65260431）
网　　址：www.pumcp.com
经　　销：新华书店总店北京发行所
印　　刷：三河市龙大印装有限公司

开　　本：710mm×1000mm　　1/16
印　　张：6.5
字　　数：97千字
版　　次：2022年6月第1版
印　　次：2022年6月第1次印刷
定　　价：52.00元

ISBN 978－7－5679－1974－7

编　委　会

组织编写　中华医学会血液学分会淋巴细胞疾病学组

　　　　　　四川大学华西医院

　　　　　　上海交通大学医学院附属瑞金医院

　　　　　　苏州大学附属第一医院（国家血液系统疾病临床医学研究中心）

　　　　　　哈尔滨血液病肿瘤研究所

技术支持　北京嘉和海森健康科技有限公司

主　　编　马　军　吴德沛　赵维莅　牛　挺

编　　者　李　燕（四川大学华西医院）

　　　　　　唐文娇（四川大学华西医院）

　　　　　　傅琤琤（苏州大学附属第一医院）

　　　　　　颜　霜（苏州大学附属第一医院）

　　　　　　许彭鹏（上海交通大学医学院附属瑞金医院）

　　　　　　赵东陆（哈尔滨血液病肿瘤研究所）

　　　　　　王　婕（四川大学华西医院）

　　　　　　李　赫（四川大学华西医院）

　　　　　　陈联忠（北京嘉和海森健康科技有限公司）

　　　　　　曲振忠（北京嘉和海森健康科技有限公司）

　　　　　　林梦梦（北京嘉和海森健康科技有限公司）

　　　　　　甘　伟（北京嘉和海森健康科技有限公司）

　　　　　　赵士洁（北京嘉和海森健康科技有限公司）

淋巴瘤的发病率目前位列十大高发恶性肿瘤第八位。华氏巨球蛋白血症（Waldenström macroglobulinemia，WM）作为一种少见的惰性成熟B细胞淋巴瘤，在非霍奇金淋巴瘤中占比为1%～2%。近年来，国际上对WM发病机制、临床表现、诊断和治疗，以及预后研究均取得较大进展，而国内对WM认识较晚，且缺乏详细的流行病学调查数据，在诊断和治疗数据的规范化、个体化以及精细化方面十分欠缺，甚至因为其少见及相互交流不够，一些同行对其诊断、治疗比较混乱。尽管国内外已有淋巴瘤标准数据集陆续出版，但有关WM的内容较少。因此，需要适应时代发展，尽快建立起一个电子化、精细化、标准化的WM数据集，使更多的医务工作者及研究者能尽快、全面了解掌握到中国WM的整体情况，帮助专业人员做好中国WM的临床和研究工作，最终使更多此类患者受益。

参考《中国临床肿瘤学会（CSCO）淋巴瘤治疗指南2022》《NCCN临床实践指南：华氏巨球蛋白血症/淋巴浆细胞性淋巴瘤（2022.v3）》和《淋巴浆细胞性淋巴瘤/华氏巨球蛋白血症诊断与治疗中国专家共识（2016年版）》等，并依据中华人民共和国卫生行业标准WS 370—2012《卫生信息基本数据集编制规范》、临床数据交换标准协会（Clinical Data Interchange Standards Consortium，CDISC）、健康数据交换第七层协议（Health Level Seven，HL7）、国际疾病分类（Internatinal Classification of Diseases，ICD）-10/ICD-9等国内外信息标准，建立WM真实世界研究领域统一、规范的数据元标准，并纳入基因检测数据模块，为将来更好地实现以区块链技术为基础的多中心、大样本量研究及个体化精准医学研究提供参考。

　　肿瘤（特别是淋巴瘤和白血病）的临床治疗目前已处于新药时代，免疫治疗、靶向治疗、精准治疗、个体化治疗、全生命周期管理等已成为主流和趋势。因此，我们现在最主要的任务之一，就是推动中国血液疾病的规范化诊断和治疗。此次《中国华氏巨球蛋白血症标准数据集（2022 版）》的发布，必将对 WM 领域的医疗大数据管理、应用等产生重要的推进作用，成为开展高质量医疗、高水平临床研究工作的重要工具，为提高我国 WM 科研及诊疗水平作出贡献。

常用缩略语表

缩略语	英文全称	中文全称
ASA	American Society of Anesthesiologists	美国麻醉医师协会
BCL	B cell lymphoma	B细胞淋巴瘤
CT	computed tomography	计算机体层成像
DNA	deoxyribonucleic acid	脱氧核糖核酸
EBV	Epstein-Barr virus	EB病毒
ECOG	Eastern Cooperative Oncology Group	美国东部肿瘤协作组
FISH	fluorescence in situ hybridization	荧光原位杂交
IGHV	immunoglobulin heavy chain variable region	免疫球蛋白重链可变区
IPSSWM	international prognostic score system for Waldenström's macroglobulinemia	华氏巨球蛋白血症国际预后评分系统
KAP	kappa	κ轻链
LAM	lambda	λ轻链
MRD	measurable residual disease	可测量的残留疾病
mRNA	messenger ribonucleic acid	信使核糖核酸
NCCN	National Comprehensive Cancer Network	美国国家综合癌症网络
PCR	polymerase chain reaction	聚合酶链式反应
r-IPSSWM	a revised international prognostic score system for Waldenström's macroglobulinemia	修订的华氏巨球蛋白血症预后评分系统
WM	Waldenström's macroglobulinemia	华氏巨球蛋白血症

目 录

一、概　　述

　　《中国华氏巨球蛋白血症标准数据集（2022版）》共包含六大类内容，分别为概述、通用数据集、专病常规数据集、基因数据集、不良反应数据集及其他数据集。全书共有20个模块，包括患者人口学信息、就诊记录、患者疾病概览、主诉和现病史、既往史、个人史和月经婚育史、家族史、体格检查、诊断信息、实验室检查、影像学及超声检查、病理及免疫组化、骨髓检查、药物治疗、手术治疗、疗效评价、随访、基因检查、不良反应、费用。这样划分一方面可以使数据集在分类上更加清晰、符合临床诊疗流程，方便研究者查阅和使用；另一方面数据集的颗粒度也会更细，结构化程度更高，最大限度贴合临床研究需要。

二、通用数据集

通用数据集包括患者人口学信息和就诊记录两部分，适用于所有疾病（表1、表2）。

表1　患者人口学信息

序号	数据元名称	值域/数据类型	数据加工类型
1.1	患者姓名	文本	v1：直接映射
1.2	性别	男，女，未知，未说明	v1：直接映射
1.3	身份证号	文本	v1：直接映射
1.4	婚姻状态	未婚，已婚，离异，丧偶	v1：直接映射
1.5	年龄	数值	v1：直接映射
1.6	血型	A，B，O，AB	v1：直接映射
1.7	出生日期	YYYY-MM-DD	v1：直接映射
1.8	职业	国家公务员，专业技术人员，职员，企业管理人员，工人，农民，学生，现役军人，自由职业者，个体经营者，无业人员，退（离）休人员，其他	v1：直接映射
1.9	教育程度	文盲，小学，初中，高中，中专，大专，本科，硕士及以上，其他	v1：直接映射
1.10	国籍	文本	v1：直接映射
1.11	籍贯	文本	v1：直接映射
1.12	民族	汉族，其他	v1：直接映射
1.13	出生地	文本	v1：直接映射

序号	数据元名称	值域/数据类型	数据加工类型
1.14	现住址	文本	v1：直接映射
1.15	住宅电话	文本	v1：直接映射
1.16	联系人	文本	v1：直接映射
1.17	联系人电话	文本	v1：直接映射
1.18	医疗付费方式	城镇职工基本医疗保险，城镇居民基本医疗保险，新型农村合作医疗，贫困救助，商业医疗保险，全公费，全自费，其他社会保险，其他	v1：直接映射

参考标准：中华人民共和国卫生行业标准WS 445.10—2014电子病历基本数据集 第10部分：住院病案首页。

表2 就诊记录

序号	子模块	数据元名称	值域/数据类型	数据加工类型
2.1.1	住院记录	住院号	文本	v1：直接映射
2.1.2	住院记录	入院日期	YYYY-MM-DD	v1：直接映射
2.1.3	住院记录	入院科室	文本	v1：直接映射
2.1.4	住院记录	入院途径	门诊，急诊，其他医疗机构转入，其他	v3：逻辑加工
2.1.5	住院记录	住院天数	数值	v1：直接映射
2.1.6	住院记录	住院总费用	数值	v1：直接映射
2.1.7	住院记录	是否入住ICU	是，否	v3：逻辑加工
2.1.8	住院记录	ICU天数	数值	v1：直接映射
2.1.9	住院记录	住院次数	数值	v1：直接映射
2.2.1	出院记录	出院日期	YYYY-MM-DD	v1：直接映射
2.2.2	出院记录	出院科室	文本	v1：直接映射
2.2.3	出院记录	是否死亡	是，否	v3：逻辑加工
2.2.4	出院记录	死亡时间	YYYY-MM-DD	v1：直接映射
2.2.5	出院记录	死亡原因	文本	v1：直接映射
2.2.6	出院记录	非医嘱离院	是，否	v3：逻辑加工
2.3.1	门诊记录	门诊医院	文本	v1：直接映射
2.3.2	门诊记录	门诊号	文本	v1：直接映射
2.3.3	门诊记录	就诊日期	YYYY-MM-DD	v1：直接映射
2.3.4	门诊记录	就诊科室	文本	v1：直接映射
2.3.5	门诊记录	门诊次数	数值	v3：逻辑加工
2.3.6	门诊记录	就诊次数	数值	v3：逻辑加工

参考标准：中华人民共和国卫生行业标准WS 445.10—2014电子病历基本数据集 第10部分：住院病案首页。

三、专病常规数据集

专病常规数据集包括患者疾病概览、主诉和现病史、既往史、个人史和月经婚育史、家族史、体格检查、诊断信息、实验室检查、影像学及超声检查、病理及免疫组化、骨髓检查、药物治疗、手术治疗、疗效评价及随访模块，用于WM临床基础数据的收集（表3～表17）。

表3　患者疾病概览

序号	数据元名称	值域/数据类型	数据加工类型
3.1	初诊日期	YYYY-MM-DD	v1：直接映射
3.2	初诊年龄	数值	v1：直接映射
3.3	初诊诊断	文本	v1：直接映射
3.4	初诊ECOG评分	数值	v2：NLP＋归一
3.5	初诊IPSSWM评分	数值	v2：NLP＋归一
3.6	初诊r-IPSSWM评分	数值	v2：NLP＋归一
3.7	MYD88 L265P突变状态	有，无	v2：NLP＋归一
3.8	CXCR4突变状态	有，无	v2：NLP＋归一
3.9	初诊是否治疗	是，否	v2：NLP＋归一
3.10	治疗指征	文本	v2：NLP＋归一
3.11	初诊治疗用药	文本	v2：NLP＋归一
3.12	初诊治疗疗程	文本	v2：NLP＋归一
3.13	初诊治疗疗效评价	文本	v2：NLP＋归一

续　表

序号	数据元名称	值域/数据类型	数据加工类型
3.14	初诊治疗后疾病缓解时间	数值	v2：NLP＋归一
3.15	初诊治疗后是否复发	是，否	v2：NLP＋归一
3.16	复发时间	YYYY-MM-DD	v2：NLP＋归一
3.17	复发后治疗用药	文本	v2：NLP＋归一

参考标准：中华人民共和国卫生行业标准WS 445.10—2014电子病历基本数据集 第10部分：住院病案首页；专家意见。

表4　主诉和现病史

序号	子模块	数据元名称	值域/数据类型	数据加工类型
4.1.1	主诉	主诉症状	文本	v2：NLP＋归一
4.1.2	主诉	症状持续时间	文本	v2：NLP＋归一
4.1.3	主诉	主诉	文本	v1：直接映射
4.1.4	主诉	主诉病程	文本	v2：NLP＋归一
4.2.1	现病史	确诊时间	YYYY-MM-DD	v2：NLP＋归一
4.2.2	现病史	起病时间	YYYY-MM-DD	v2：NLP＋归一
4.2.3	现病史	主要症状	淋巴结肿大、肝脾大、贫血、出血、高黏滞综合征、头晕、神经病变、其他	v2：NLP＋归一
4.2.4	现病史	淋巴瘤伴随症状	发热、盗汗、体重减轻、疲乏、瘙痒、饮酒后疼痛、神经系统、肌肉骨骼或胃肠症状	v2：NLP＋归一
4.2.5	现病史	B症状	发热、盗汗、体重减轻	v2：NLP＋归一
4.2.6	现病史	发热时间特征	文本	v2：NLP＋归一
4.2.7	现病史	最高体温	数值	v3：逻辑加工
4.2.8	现病史	体重	数值	v2：NLP＋归一
4.2.9	现病史	体重下降一定百分比后体重	数值	v3：逻辑加工
4.2.10	现病史	体重测量时间	YYYY-MM-DD	v2：NLP＋归一
4.2.11	现病史	体重下降发生时间	YYYY-MM-DD	v2：NLP＋归一
4.2.12	现病史	自身免疫性疾病	干燥综合征（SS）、系统性红斑狼疮（SLE）、类风湿关节炎（RA）、原发性干燥综合征（PSS）	v2：NLP＋归一
4.2.13	现病史	慢性病	糖尿病、高血压、冠心病等	v2：NLP＋归一
4.2.14	现病史	慢性病起病时间	YYYY-MM-DD	v2：NLP＋归一
4.2.15	现病史	合并用药	文本	v2：NLP＋归一

续　表

序号	子模块	数据元名称	值域/数据类型	数据加工类型
4.2.16	现病史	传染性疾病	乙型肝炎、丙型肝炎、艾滋病、肺结核、巨细胞病毒等	v2：NLP＋归一
4.2.17	现病史	其他合并疾病	文本	v2：NLP＋归一
4.2.18	现病史	合并用药	文本	v2：NLP＋归一
4.2.19	现病史	抗肿瘤治疗史	是，否	v2：NLP＋归一
4.2.20	现病史	放疗史	是，否	v2：NLP＋归一
4.2.21	现病史	放疗名称	受累部位放射治疗（ISRT），影像引导调强适形放射治疗（IGRT），立体定向放射治疗（SBRT），螺旋断层放射治疗（TOMO）	v1：直接映射
4.2.22	现病史	放疗开始时间	YYYY-MM-DD	v2：NLP＋归一
4.2.23	现病史	放疗结束时间	YYYY-MM-DD	v2：NLP＋归一
4.2.24	现病史	放疗次数	数值	v1：直接映射
4.2.25	现病史	放疗剂量	数值	v1：直接映射
4.2.26	现病史	化疗药物	利妥昔单抗、奥妥珠单抗、硼替佐米、卡非佐米、来那度胺、苯丁酸氮芥、苯达莫司汀、卡莫司汀、氟达拉滨、克拉屈滨、环磷酰胺、多柔比星、表柔比星、长春新碱、长春地辛、泼尼松、地塞米松、甲泼尼龙、依托泊苷、吉西他滨、甲氨蝶呤、阿糖胞苷、异环磷酰胺、培门冬酶、门冬酰胺酶、伊布替尼、泽布替尼、奥布替尼、西达本胺、信迪利单抗、帕博利珠单抗、替雷利珠单抗、卡瑞利珠单抗、塞帕利单抗、纳武利尤单抗、其他	v2：NLP＋归一

序号	子模块	数据元名称	值域/数据类型	数据加工类型
4.2.27	现病史	治疗方案	硼替佐米/利妥昔单抗（BR）、苯达莫司汀/利妥昔单抗、硼替佐米/利妥昔单抗/地塞米松（BRD）、伊布替尼/利妥昔单抗（IR）、利妥昔单抗/环磷酰胺/地塞米松（RCD）、利妥昔单抗/氟达拉滨（FR），利妥昔单抗/环磷酰胺/氟达拉滨（FCR）、苯达莫司汀/利妥昔单抗，利妥昔单抗/环磷酰胺/长春新碱/阿霉素/强的松（R-CHOP）、利妥昔单抗/环磷酰胺/长春新碱/泼尼松（R-CVP）、利妥昔单抗/环磷酰胺/泼尼松（R-CP）、卡非佐米/利妥昔单抗/地塞米松、其他	v2：NLP＋归一
4.2.28	现病史	抗病毒药物	文本	v2：NLP＋归一
4.2.29	现病史	临床试验用药	是，否	v2：NLP＋归一
4.2.30	现病史	是否有手术史	是，否	v2：NLP＋归一
4.2.31	现病史	手术名称	文本	v2：NLP＋归一
4.2.32	现病史	手术方式	吻合术、成形术、造口、挂线、引流、探查、腹腔镜、（阑尾）切除术	v2：NLP＋归一
4.2.33	现病史	手术时间	YYYY-MM-DD	v2：NLP＋归一
4.2.34	现病史	现病史	文本	v1：直接映射

参考标准：中华人民共和国卫生行业标准WS 445.10—2014电子病历基本数据集 第12部分：入院记录；病历书写基本规范（2010版）；HL7 China CDA——出院摘要（试行）；中国临床肿瘤学会（CSCO）淋巴瘤诊疗指南2022；中国恶性淋巴瘤诊疗规范（2015年版）；NCCN临床实践指南：华氏巨球蛋白血症/淋巴浆细胞性淋巴瘤（2022.v3）；淋巴浆细胞性淋巴瘤/华氏巨球蛋白血症诊断与治疗中国专家共识（2016年版）；专家意见。

表5 既往史

序号	子模块	数据元名称	值域/数据类型	数据加工类型
5.1	既往史	既往史	文本	v1：直接映射
5.2	既往史	既往疾病	文本	v2：NLP＋归一
5.3	既往史	结核病史	是，否	v3：逻辑加工
5.4	既往史	过敏史	是，否	v3：逻辑加工
5.5	既往史	药物过敏史	有，无	v2：NLP＋归一
5.6	既往史	过敏药物名称	文本	v2：NLP＋归一
5.7	既往史	手术史	是，否	v3：逻辑加工
5.8	既往史	手术名称	文本	v2：NLP＋归一
5.9	既往史	手术时间	YYYY-MM-DD	v2：NLP＋归一
5.10	既往史	输血史	是，否	v2：NLP＋归一
5.11	既往史	蚊虫叮咬史	是，否	v2：NLP＋归一
5.12	既往史	疫苗接种史	是，否	v2：NLP＋归一
5.13	既往史	疫苗接种时间	YYYY-MM-DD	v1：直接映射
5.14	既往史	疫苗接种名称	文本	v1：直接映射
5.15	既往史	传染病史	是，否	v3：逻辑加工
5.16	既往史	心脏病史	是，否	v3：逻辑加工
5.17	既往史	慢性基础病史	规范名称、病程、用药情况及效果评价指标	v2：NLP＋归一
5.18	既往史	外伤史	是，否	v3：逻辑加工
5.19	既往史	血液病史	是，否	v3：逻辑加工

参考标准：中华人民共和国卫生行业标准WS 445.12—2014电子病历基本数据集 第12部分：入院记录；病历书写基本规范（2010版）；专家意见。

表6 个人史和月经婚育史

序号	子模块	数据元名称	值域/数据类型	数据加工类型
6.1.1	个人史	个人史	文本	v1：直接映射
6.1.2	个人史	吸烟史	是，否	v2：NLP＋归一
6.1.3	个人史	日吸烟量（支/天）	数值	v2：NLP＋归一
6.1.4	个人史	烟龄	数值	v2：NLP＋归一
6.1.5	个人史	是否戒烟	是，否	v2：NLP＋归一
6.1.6	个人史	戒烟年数（年）	数值	v2：NLP＋归一
6.1.7	个人史	饮酒史	是，否	v2：NLP＋归一
6.1.8	个人史	日饮酒量（两/天）	数值	v2：NLP＋归一
6.1.9	个人史	饮酒年数	数值	v2：NLP＋归一
6.1.10	个人史	是否戒酒	是，否	v2：NLP＋归一
6.1.11	个人史	戒酒年数	数值	v2：NLP＋归一
6.1.12	个人史	常住地	文本	v2：NLP＋归一
6.1.13	个人史	毒物接触史	是，否	v2：NLP＋归一
6.1.14	个人史	疫区接触史	是，否	v2：NLP＋归一
6.1.15	个人史	放射性物质接触史	是，否	v2：NLP＋归一
6.1.16	个人史	职业暴露史	是，否	v2：NLP＋归一
6.2.1	月经婚育史	月经初潮年龄（岁）	数值	v2：NLP＋归一
6.2.2	月经婚育史	经期最长天数（天）	数值	v2：NLP＋归一
6.2.3	月经婚育史	经期最短天数（天）	数值	v2：NLP＋归一
6.2.4	月经婚育史	是否痛经	是，否	v2：NLP＋归一
6.2.5	月经婚育史	月经是否规律	是，否	v2：NLP＋归一
6.2.6	月经婚育史	末次月经日期	YYYY-MM-DD	v2：NLP＋归一
6.2.7	月经婚育史	是否绝经	是，否	v2：NLP＋归一
6.2.8	月经婚育史	绝经年龄（岁）	数值	v2：NLP＋归一
6.2.9	月经婚育史	流产次数（次）	数值	v2：NLP＋归一
6.2.10	月经婚育史	生育个数（个）	数值	v2：NLP＋归一

续　表

序号	子模块	数据元名称	值域/数据类型	数据加工类型
6.2.11	月经婚育史	活胎次数（次）	数值	v2：NLP＋归一
6.2.12	月经婚育史	怀孕次数（次）	数值	v2：NLP＋归一

参考标准：中华人民共和国卫生行业标准WS 445.12—2014电子病历基本数据集 第12部分：入院记录；病历书写基本规范（2010版）；专家意见。

表7 家族史

序号	子模块	数据元名称	值域/数据类型	数据加工类型
7.1	家族史	是否有家族史	是，否	v2：NLP＋归一
7.2	家族史	家族疾病名称	淋巴瘤家族史，其他	v2：NLP＋归一
7.3	家族史	家族疾病亲属关系	文本	v2：NLP＋归一
7.4	家族史	家族血液病史	是，否	v2：NLP＋归一
7.5	家族史	家族血液病疾病名称	文本	v2：NLP＋归一
7.6	家族史	家族精神病史	是，否	v2：NLP＋归一
7.7	家族史	家族精神病疾病名称	文本	v2：NLP＋归一
7.8	家族史	家族传染病史	是，否	v2：NLP＋归一
7.9	家族史	家族传染病疾病名称	文本	v2：NLP＋归一
7.10	家族史	遗传疾病史	是，否	v2：NLP＋归一
7.11	家族史	遗传疾病疾病名称	文本	v2：NLP＋归一
7.12	家族史	家族史	文本	v1：直接映射

参考标准：中华人民共和国卫生行业标准WS 445.12—2014电子病历基本数据集 第12部分：入院记录；专家意见。

表8　体格检查

序号	数据元名称	值域/数据类型	数据加工类型
8.1	体温（℃）	数值	v2：NLP＋归一
8.2	身高（cm）	数值	v2：NLP＋归一
8.3	体重（kg）	数值	v2：NLP＋归一
8.4	体重指数（kg/m²）	数值	v3：逻辑加工
8.5	脉搏（次/分）	数值	v2：NLP＋归一
8.6	心率（次/分）	数值	v2：NLP＋归一
8.7	心律齐	是，否	v2：NLP＋归一
8.8	病理性心音	是，否	v2：NLP＋归一
8.9	杂音	文本	v2：NLP＋归一
8.10	收缩压（mmHg）	数值	v2：NLP＋归一
8.11	舒张压（mmHg）	数值	v2：NLP＋归一
8.12	检查时间	YYYY-MM-DD	v2：NLP＋归一
8.13	心前区有隆起	是，否	v2：NLP＋归一
8.14	心前区有凹陷	是，否	v2：NLP＋归一
8.15	心尖搏动	文本	v2：NLP＋归一
8.16	浅表淋巴结检查	文本	v2：NLP＋归一
8.17	浅表淋巴结肿大	是，否	v2：NLP＋归一
8.18	肿大淋巴结部位	文本	v2：NLP＋归一
8.19	肿大淋巴结大小	数值	v2：NLP＋归一
8.20	肿大淋巴结质地	文本	v2：NLP＋归一
8.21	淋巴结压痛	是，否	v2：NLP＋归一
8.22	淋巴结活动度	文本	v2：NLP＋归一
8.23	淋巴结粘连	是，否	v2：NLP＋归一
8.24	局部皮肤红肿	是，否	v2：NLP＋归一
8.25	瘢痕	是，否	v2：NLP＋归一
8.26	瘘管	是，否	v2：NLP＋归一

序号	数据元名称	值域/数据类型	数据加工类型
8.27	口咽部黏膜充血	是，否	v2：NLP＋归一
8.28	肿胀	是，否	v2：NLP＋归一
8.29	淋巴滤泡增生	是，否	v2：NLP＋归一
8.30	双侧扁桃体肿大	Ⅰ度：舌腭弓与咽腭弓之间 Ⅱ度：超出咽腭弓 Ⅲ度：达咽后壁中线	v2：NLP＋归一
8.31	胸廓形状	文本	v2：NLP＋归一
8.32	呼吸运动	文本	v2：NLP＋归一
8.33	触觉语颤	是，否	v2：NLP＋归一
8.34	双肺叩诊	文本	v2：NLP＋归一
8.35	听诊	文本	v2：NLP＋归一
8.36	肝脾大	是，否	v2：NLP＋归一
8.37	肝大小（cm）肋下	数值	v2：NLP＋归一
8.38	脾大小（cm）左肋弓下	数值	v2：NLP＋归一
8.39	脾大小（cm）甲乙线	数值	v2：NLP＋归一
8.40	脾大小（cm）甲丙线	数值	v2：NLP＋归一
8.41	脾大小（cm）丁戊线	数值	v2：NLP＋归一
8.42	腹部外形	文本	v2：NLP＋归一
8.43	腹壁紧张度	文本	v2：NLP＋归一
8.44	腹壁压痛	是，否	v2：NLP＋归一
8.45	腹壁反跳痛	是，否	v2：NLP＋归一
8.46	腹部包块	是，否	v2：NLP＋归一
8.47	腹部包块形态	文本	v2：NLP＋归一
8.48	腹部包块大小	数值	v2：NLP＋归一
8.49	腹部包块质地	文本	v2：NLP＋归一
8.50	腹部包块压痛	是，否	v2：NLP＋归一
8.51	腹部包块搏动	是，否	v2：NLP＋归一

续　表

序号	数据元名称	值域/数据类型	数据加工类型
8.52	腹部包块移动度	文本	v2：NLP＋归一
8.53	腹部包块与邻近结构的关系	文本	v2：NLP＋归一
8.54	移动性浊音	是，否	v2：NLP＋归一
8.55	肠鸣音	是，否	v2：NLP＋归一
8.56	咽淋巴环	文本	v2：NLP＋归一
8.57	副肿瘤天疱疮	是，否	v2：NLP＋归一
8.58	皮肤黏膜	正常，异常	v2：NLP＋归一
8.59	ECOG评分	0分：活动能力完全正常，与起病前活动能力无任何差异 1分：能自由走动及从事轻体力活动，包括一般家务或办公室工作，但不能从事较重的体力活动 2分：能自由走动及生活自理，但已丧失工作能力，日间不少于一半时间可以起床活动 3分：生活仅能部分自理，日间一半以上时间卧床或坐轮椅 4分：卧床不起，生活不能自理 5分：死亡	v2：NLP＋归一
8.60	KPS评分（≥17岁）	100分：正常，无不适主诉，无疾病表现 90分：可以正常活动，轻微的疾病症状和体征 80分：需要"用力"才能维持正常活动，出现一些疾病症状和体征 70分：只能照顾自己，不能进行正常活动或工作 60分：大部分时间可以自己照顾自己，偶尔需要帮助	v2：NLP＋归一

序号	数据元名称	值域/数据类型	数据加工类型
		50分：需要大量帮助，并需要医学照护	
		40分：无法自己照护自己，需要特别照护	
		30分：毫无照顾自己的能力，需要住院，但不会马上死亡	
		20分：非常虚弱，需要住院，不会马上死亡	
		10分：病情进展快，已经无法挽回，即将死亡	
		0分：死亡	
8.61	Lansky评分（1～16岁）	100分：完全正常	v2：NLP＋归一
		90分：体力活动轻微受限	
		80分：正常，但很容易疲劳	
		70分：体力活动进一步受限，越来越不愿意活动	
		60分：很少主动活动，喜欢较为"安静"的活动	
		50分：大多数时间卧床，可以有主动安静的活动	
		40分：完全卧床	
		30分：卧床，很安静的活动也需要帮助	
		20分：经常睡着，有限的被动活动	
		10分：没有任何活动	
		0分：死亡	

参考标准：中华人民共和国卫生行业标准WS 445.12—2014电子病历基本数据集 第12部分：入院记录；病历书写基本规范（2010版）；HL7 China CDA—出院摘要试行；中国临床肿瘤学会（CSCO）淋巴瘤诊疗指南2022；NCCN临床实践指南：华氏巨球蛋白血症/淋巴浆细胞性淋巴瘤（2022.v3）；淋巴浆细胞性淋巴瘤/华氏巨球蛋白血症诊断与治疗中国专家共识（2016年版）；专家意见。

表9　诊断信息

序号	数据元名称	值域/数据类型	数据加工类型
9.1	诊断日期	YYYY-MM-DD	v1：直接映射
9.2	诊断年龄	数值	v1：直接映射
9.3	诊断	文本	v1：直接映射
9.4	ECOG评分	数值	v1：直接映射
9.5	IPSSWM评分	数值	v1：直接映射
9.6	r-IPSSWM评分	数值	v1：直接映射
9.7	单克隆IgM型免疫球蛋白	有，无	v2：NLP＋归一
9.8	骨髓内典型的淋巴浆细胞	有，无	v2：NLP＋归一
9.9	高黏滞综合征	有，无	v2：NLP＋归一
9.10	冷凝集素病	有，无	v2：NLP＋归一
9.11	冷球蛋白血症	有，无	v2：NLP＋归一
9.12	溶血性贫血	有，无	v2：NLP＋归一
9.13	神经病变	有，无	v2：NLP＋归一
9.14	淀粉样变	有，无	v2：NLP＋归一

　　参考标准：国际疾病分类（ICD-10）；中国临床肿瘤学会（CSCO）淋巴瘤诊疗指南2022；NCCN临床实践指南：华氏巨球蛋白血症/淋巴浆细胞性淋巴瘤（2022.v3）；淋巴浆细胞性淋巴瘤/华氏巨球蛋白血症诊断与治疗中国专家共识（2016年版）专家意见。

表10 实验室检查

序号	子模块	数据元名称	值域/数据类型	数据加工类型
10.1.1	血常规	白细胞计数（$\times10^9$/L）	数值	v1：直接映射
10.1.2	血常规	红细胞计数（$\times10^{12}$/L）	数值	v1：直接映射
10.1.3	血常规	血细胞比容（%）	数值	v1：直接映射
10.1.4	血常规	平均红细胞体积（fL）	数值	v1：直接映射
10.1.5	血常规	红细胞分布宽度变异系数（%）	数值	v1：直接映射
10.1.6	血常规	红细胞分布宽度标准差（fL）	数值	v1：直接映射
10.1.7	血常规	淋巴细胞计数（$\times10^9$/L）	数值	v1：直接映射
10.1.8	血常规	淋巴细胞百分比（%）	数值	v1：直接映射
10.1.9	血常规	中性粒细胞计数（$\times10^9$/L）	数值	v1：直接映射
10.1.10	血常规	中性粒细胞百分比（%）	数值	v1：直接映射
10.1.11	血常规	单核细胞绝对值（$\times10^9$/L）	数值	v1：直接映射
10.1.12	血常规	单核细胞百分数（%）	数值	v1：直接映射
10.1.13	血常规	嗜酸性粒细胞计数（$\times10^9$/L）	数值	v1：直接映射
10.1.14	血常规	嗜酸性粒细胞百分比（%）	数值	v1：直接映射
10.1.15	血常规	嗜碱性粒细胞计数（$\times10^9$/L）	数值	v1：直接映射
10.1.16	血常规	嗜碱性粒细胞百分比（%）	数值	v1：直接映射
10.1.17	血常规	血红蛋白（g/L）	数值	v1：直接映射
10.1.18	血常规	平均血红蛋白量（pg）	数值	v1：直接映射
10.1.19	血常规	平均血红蛋白浓度（g/L）	数值	v1：直接映射
10.1.20	血常规	血小板计数（$\times10^9$/L）	数值	v1：直接映射
10.1.21	血常规	血小板压积（%）	数值	v1：直接映射
10.1.22	血常规	平均血小板体积（fL）	数值	v1：直接映射
10.1.23	血常规	血小板体积分布宽度（%）	数值	v1：直接映射

续　表

序号	子模块	数据元名称	值域/数据类型	数据加工类型
10.1.24	血常规	大血小板比率（%）	数值	v1：直接映射
10.1.25	血常规	送检时间	YYYY-MM-DD	v1：直接映射
10.2.1	凝血功能	凝血酶原时间（秒）	数值	v1：直接映射
10.2.2	凝血功能	凝血酶原活动度（%）	数值	v1：直接映射
10.2.3	凝血功能	纤维蛋白降解产物（mg/L）	数值	v1：直接映射
10.2.4	凝血功能	凝血酶时间比率	数值	v1：直接映射
10.2.5	凝血功能	活化部分凝血酶原时间比率	数值	v1：直接映射
10.2.6	凝血功能	凝血酶时间（秒）	数值	v1：直接映射
10.2.7	凝血功能	活化部分凝血酶原时间（秒）	数值	v1：直接映射
10.2.8	凝血功能	国际标准化比值	数值	v1：直接映射
10.2.9	凝血功能	D-二聚体定量（μg/ml）	数值	v1：直接映射
10.2.10	凝血功能	纤维蛋白原（g/L）	数值	v1：直接映射
10.2.11	凝血功能	送检时间	YYYY-MM-DD	v1：直接映射
10.3.1	血沉	红细胞沉降率（mm/h）	数值	v1：直接映射
10.4.1	粪便检测	外观	文本	v1：直接映射
10.4.2	粪便检测	镜检	文本	v1：直接映射
10.4.3	粪便检测	隐血试验	阴性，阳性	v1：直接映射
10.4.4	粪便检测	便红细胞数	数值	v1：直接映射
10.4.5	粪便检测	便白细胞数	数值	v1：直接映射
10.4.6	粪便检测	粪便寄生虫检查	文本	v1：直接映射
10.4.7	粪便检测	钙卫蛋白（μg/g）	数值	v1：直接映射
10.4.8	粪便检测	血红蛋白	－，±，＋，＋＋，＋＋＋	v1：直接映射

序号	子模块	数据元名称	值域/数据类型	数据加工类型
10.4.9	粪便检测	转铁蛋白	－，±，＋，＋＋，＋＋＋	v1：直接映射
10.4.10	粪便检测	大便培养	正常，异常	v1：直接映射
10.4.11	粪便检测	送检时间	YYYY-MM-DD	v1：直接映射
10.5.1	尿常规	尿白细胞（个/μL）	数值	v1：直接映射
10.5.2	尿常规	尿酮体（mmol/L）	数值	v1：直接映射
10.5.3	尿常规	尿亚硝酸盐	阴性，阳性	v1：直接映射
10.5.4	尿常规	尿胆原（μmol/L）	数值	v1：直接映射
10.5.5	尿常规	尿胆红素	阴性，阳性	v1：直接映射
10.5.6	尿常规	尿蛋白定性	阴性，阳性	v1：直接映射
10.5.7	尿常规	葡萄糖（mmol/L）	数值	v1：直接映射
10.5.8	尿常规	尿比重	数值	v1：直接映射
10.5.9	尿常规	尿酸碱度	数值	v1：直接映射
10.5.10	尿常规	隐血	阴性，阳性	v1：直接映射
10.5.11	尿常规	维生素C	阴性，阳性	v1：直接映射
10.5.12	尿常规	送检时间	YYYY-MM-DD	v1：直接映射
10.6.1	生化检查	总蛋白（g/L）	数值	v1：直接映射
10.6.2	生化检查	总胆汁酸（μmol/L）	数值	v1：直接映射
10.6.3	生化检查	直接胆红素（μmol/L）	数值	v1：直接映射
10.6.4	生化检查	碱性磷酸酶（U/L）	数值	v1：直接映射
10.6.5	生化检查	谷草转移酶（U/L）	数值	v1：直接映射
10.6.6	生化检查	谷丙转移酶（U/L）	数值	v1：直接映射
10.6.7	生化检查	总胆红素（μmol/L）	数值	v1：直接映射
10.6.8	生化检查	γ-谷氨酰转移酶（U/L）	数值	v1：直接映射
10.6.9	生化检查	白蛋白（g/L）	数值	v1：直接映射
10.6.10	生化检查	肌酐（μmol/L）	数值	v1：直接映射
10.6.11	生化检查	尿素（mmol/L）	数值	v1：直接映射

续　表

序号	子模块	数据元名称	值域/数据类型	数据加工类型
10.6.12	生化检查	尿酸（μmol/L）	数值	v1：直接映射
10.6.13	生化检查	估算的肾小球滤过率 ［ml/（min·1.73m^2）］	数值	v1：直接映射
10.6.14	生化检查	肌酐清除率	数值	v3：逻辑加工
10.6.15	生化检查	钙（mmol/L）	数值	v1：直接映射
10.6.16	生化检查	校正钙（mmol/L）	数值	v1：直接映射
10.6.17	生化检查	镁（mmol/L）	数值	v1：直接映射
10.6.18	生化检查	无机磷（mmol/L）	数值	v1：直接映射
10.6.19	生化检查	送检时间	YYYY-MM-DD	v1：直接映射
10.7.1	免疫球蛋白	免疫球蛋白G（g/L）	数值	v1：直接映射
10.7.2	免疫球蛋白	免疫球蛋白G4（g/L）	数值	v1：直接映射
10.7.3	免疫球蛋白	免疫球蛋白A（g/L）	数值	v1：直接映射
10.7.4	免疫球蛋白	免疫球蛋白M（g/L）	数值	v1：直接映射
10.7.5	免疫球蛋白	免疫球蛋白E（IU/ml）	数值	v1：直接映射
10.7.6	免疫球蛋白	补体C3（g/L）	数值	v1：直接映射
10.7.7	免疫球蛋白	补体C4（g/L）	数值	v1：直接映射
10.7.8	免疫球蛋白	总补体CH50（U/ml）	数值	v1：直接映射
10.7.9	免疫球蛋白	送检时间	YYYY-MM-DD	v1：直接映射
10.8.1	甲状腺功能	游离三碘甲状腺原氨酸 （pmol/L）	数值	v1：直接映射
10.8.2	甲状腺功能	游离甲状腺素（pmol/L）	数值	v1：直接映射
10.8.3	甲状腺功能	促甲状腺素（mIU/L）	数值	v1：直接映射
10.8.4	甲状腺功能	送检时间	YYYY-MM-DD	v1：直接映射
10.9.1	C反应蛋白	C反应蛋白（mg/L）	数值	v1：直接映射
10.9.2	C反应蛋白	超敏C反应蛋白（mg/L）	数值	v1：直接映射
10.9.3	C反应蛋白	送检时间	YYYY-MM-DD	v1：直接映射
10.10.1	感染性疾病 筛查	乙型肝炎表面抗原	阴性，阳性	v1：直接映射

序号	子模块	数据元名称	值域/数据类型	数据加工类型
10.10.2	感染性疾病筛查	乙型肝炎表面抗体	阴性，阳性	v1：直接映射
10.10.3	感染性疾病筛查	乙型肝炎e抗原	阴性，阳性	v1：直接映射
10.10.4	感染性疾病筛查	乙型肝炎e抗体	阴性，阳性	v1：直接映射
10.10.5	感染性疾病筛查	乙型肝炎核心抗体	阴性，阳性	v1：直接映射
10.10.6	感染性疾病筛查	梅毒血清反应素试验	阴性，阳性	v1：直接映射
10.10.7	感染性疾病筛查	丙型肝炎抗体	阴性，阳性	v1：直接映射
10.10.8	感染性疾病筛查	艾滋病病毒抗体	阴性，阳性	v1：直接映射
10.10.9	感染性疾病筛查	送检时间	YYYY-MM-DD	v1：直接映射
10.11.1	结核试验	结核分枝杆菌干扰素释放试验	阴性，阳性，不确定	v2：NLP＋归一
10.11.2	结核试验	淋巴细胞培养＋干扰素（刺激水平T）（pg/ml）	数值	v1：直接映射
10.11.3	结核试验	淋巴细胞培养＋干扰素（基础水平N）（pg/ml）	数值	v1：直接映射
10.11.4	结核试验	淋巴细胞培养＋干扰素（阳性对照P）（pg/ml）	数值	v1：直接映射
10.11.5	结核试验	结核杆菌γ干扰素释放实验（T-N）（pg/ml）	数值	v1：直接映射
10.11.6	结核试验	送检时间	YYYY-MM-DD	v1：直接映射
10.12.1	肿瘤标志物筛查	甲胎蛋白（ng/ml）	数值	v1：直接映射

续　表

序号	子模块	数据元名称	值域/数据类型	数据加工类型
10.12.2	肿瘤标志物筛查	癌胚蛋白（ng/ml）	数值	v1：直接映射
10.12.3	肿瘤标志物筛查	糖链抗原19-9（U/ml）	数值	v1：直接映射
10.12.4	肿瘤标志物筛查	送检时间	YYYY-MM-DD	v1：直接映射
10.13.1	脑脊液常规	一般性状检查（外观）	文本	v1：直接映射
10.13.2	脑脊液常规	蛋白定性	阴性，阳性	v1：直接映射
10.13.3	脑脊液常规	糖定性	阴性，阳性	v1：直接映射
10.13.4	脑脊液常规	白细胞计数（×10^6/L）	数值	v1：直接映射
10.14.1	脑脊液生化	蛋白质定量（g/L）	数值	v1：直接映射
10.14.2	脑脊液生化	葡萄糖定量（mmol/L）	数值	v1：直接映射
10.14.3	脑脊液生化	氯化物测定（mmol/L）	数值	v1：直接映射
10.14.4	脑脊液生化	谷丙转氨酶（U/L）	数值	v1：直接映射
10.14.5	脑脊液生化	谷草转氨酶（U/L）	数值	v1：直接映射
10.14.6	脑脊液生化	乳酸脱氢酶（U/L）	数值	v1：直接映射
10.14.7	脑脊液生化	肌酸激酶（U/L）	数值	v1：直接映射
10.14.8	脑脊液生化	送检时间	YYYY-MM-DD	v1：直接映射
10.15.1	外周血EBV-DNA检测	EBV	阴性，阳性	v1：直接映射
10.16.1	血清蛋白电泳	样本来源	文本	v1：直接映射
10.16.2	血清蛋白电泳	检验方法	琼脂糖法，醋酸纤维薄膜法，其他	v1：直接映射
10.16.3	血清蛋白电泳	白蛋白（%）	数值	v1：直接映射

序号	子模块	数据元名称	值域/数据类型	数据加工类型
10.16.4	血清蛋白电泳	α_1-球蛋白（%）	数值	v1：直接映射
10.16.5	血清蛋白电泳	α_2-球蛋白（%）	数值	v1：直接映射
10.16.6	血清蛋白电泳	β-球蛋白（%）	数值	v1：直接映射
10.16.7	血清蛋白电泳	γ-球蛋白（%）	数值	v1：直接映射
10.16.8	血清蛋白电泳	M蛋白相对含量（%）	数值	v1：直接映射
10.16.9	血清蛋白电泳	M蛋白（g/L）	数值	v1：直接映射
10.16.10	血清蛋白电泳	β_2-微球蛋白（%）	数值	v1：直接映射
10.16.11	血清蛋白电泳	送检时间	YYYY-MM-DD	v1：直接映射
10.17.1	免疫固定电泳	样本来源	文本	v1：直接映射
10.17.2	免疫固定电泳	免疫球蛋白G	阴性，阳性	v1：直接映射
10.17.3	免疫固定电泳	免疫球蛋白A	阴性，阳性	v1：直接映射
10.17.4	免疫固定电泳	免疫球蛋白M	阴性，阳性	v1：直接映射
10.17.5	免疫固定电泳	κ轻链	阴性，阳性	v1：直接映射
10.17.6	免疫固定电泳	λ轻链	阴性，阳性	v1：直接映射
10.17.7	免疫固定电泳	送检时间	YYYY-MM-DD	v1：直接映射

续 表

序号	子模块	数据元名称	值域/数据类型	数据加工类型
10.18.1	直接抗人球蛋白试验	直接抗人球蛋白试验	阴性，阳性	v1：直接映射
10.18.2	直接抗人球蛋白试验	送检时间	YYYY-MM-DD	v1：直接映射
10.19.1	间接抗人球蛋白试验	间接抗人球蛋白试验	阴性，阳性	v1：直接映射
10.19.2	间接抗人球蛋白试验	送检时间	YYYY-MM-DD	v1：直接映射
10.20.1	微生物生物标志物	微生物生物标志物	EB病毒（EBV）、LMP1、HHV8等	v1：直接映射
10.21.1	冷球蛋白检测	冷球蛋白	阴性，阳性	v1：直接映射
10.21.2	冷球蛋白检测	送检时间	YYYY-MM-DD	v1：直接映射
10.22.1	冷凝集素检测	冷凝集素	阴性，阳性	v1：直接映射
10.22.2	冷凝集素检测	送检时间	YYYY-MM-DD	v1：直接映射
10.23.1	血清游离轻链	血清游离轻链	数值	v1：直接映射
10.23.2	血清游离轻链	λ型游离轻链（mg/L）	数值	v1：直接映射
10.23.3	血清游离轻链	κ型游离轻链（mg/L）	数值	v1：直接映射
10.23.4	血清游离轻链	κ/λ比值	数值	v1：直接映射
10.23.5	血清游离轻链	送检时间	YYYY-MM-DD	v1：直接映射

参考标准：中华人民共和国卫生行业标准WS 445.4—2014电子病历基本数据集 第4部分：检查检验记录；检验方法与项目名称遵循Loinc标准；NCCN临床实践指南：华氏巨球蛋白血症/淋巴浆细胞性淋巴瘤（2022.v3）；淋巴浆细胞性淋巴瘤/华氏巨球蛋白血症诊断与治疗中国专家共识（2016年版）；专家意见。

表11 影像学及超声检查

序号	子模块	数据元名称	值域/数据类型	数据加工类型
11.1.1	CT检查	检查日期	YYYY-MM-DD	v1: 直接映射
11.1.2	CT检查	检查所见	文本	v1: 直接映射
11.1.3	CT检查	检查部位	全身，颈部、胸部、腹部、盆腔等	v1: 直接映射
11.1.4	CT检查	病灶部位	文本	v2: NLP＋归一
11.1.5	CT检查	检查结论	文本	v1: 直接映射
11.1.6	CT检查	是否淋巴结肿大	是，否	v2: NLP＋归一
11.1.7	CT检查	淋巴结肿大部位	文本	v2: NLP＋归一
11.1.8	CT检查	淋巴结长径（mm）	数值	v2: NLP＋归一
11.1.9	CT检查	淋巴结宽径（mm）	数值	v2: NLP＋归一
11.1.10	CT检查	淋巴结最大直径（mm）	数值	v2: NLP＋归一
11.1.11	CT检查	是否肝大	是，否	v2: NLP＋归一
11.1.12	CT检查	是否脾大	是，否	v2: NLP＋归一
11.1.13	CT检查	肝上界（mm）	数值	v2: NLP＋归一
11.1.14	CT检查	肝肋下距离（mm）	数值	v2: NLP＋归一
11.1.15	CT检查	脾长度（mm）	数值	v2: NLP＋归一
11.1.16	CT检查	脾厚径（mm）	数值	v2: NLP＋归一
11.1.17	CT检查	脾面积（mm^2）	数值	v2: NLP＋归一
11.2.1	二维超声心动图	检查日期	YYYY-MM-DD	v1: 直接映射
11.2.2	二维超声心动图	检查所见	文本	v1: 直接映射
11.2.3	二维超声心动图	检查结论	文本	v1: 直接映射
11.2.4	二维超声心动图	主动脉瓣环内径（mm）	数值	v1: 直接映射
11.2.5	二维超声心动图	窦上升主动脉内径（mm）	数值	v1: 直接映射

续　表

序号	子模块	数据元名称	值域/数据类型	数据加工类型
11.2.6	二维超声心动图	左室最大前后径（mm）	数值	v1：直接映射
11.2.7	二维超声心动图	左室最大上下径（mm）	数值	v1：直接映射
11.2.8	二维超声心动图	左室面积（mm²）	数值	v1：直接映射
11.2.9	二维超声心动图	左房内径上下径（mm）	数值	v1：直接映射
11.2.10	二维超声心动图	左室内径左右径（mm）	数值	v1：直接映射
11.2.11	二维超声心动图	二尖瓣环左右径（mm）	数值	v1：直接映射
11.2.12	二维超声心动图	右心房内径（mm）	数值	v1：直接映射
11.2.13	二维超声心动图	右心房面积（mm²）	数值	v1：直接映射
11.2.14	二维超声心动图	右心房左右径（mm）	数值	v1：直接映射
11.2.15	二维超声心动图	三尖瓣环左右径（mm）	数值	v1：直接映射
11.2.16	二维超声心动图	左室舒张期长径（mm）	数值	v1：直接映射
11.2.17	二维超声心动图	左室舒张期横径（mm）	数值	v1：直接映射
11.2.18	二维超声心动图	左室舒张面积（mm²）	数值	v1：直接映射
11.2.19	二维超声心动图	右室舒张长径（mm）	数值	v1：直接映射
11.2.20	二维超声心动图	右室舒张横径（mm）	数值	v1：直接映射
11.2.21	二维超声心动图	右室舒张面积（mm²）	数值	v1：直接映射
11.2.22	二维超声心动图	右室流出道（mm）	数值	v1：直接映射
11.2.23	二维超声心动图	肺动脉瓣环内径（mm）	数值	v1：直接映射
11.2.24	二维超声心动图	主肺动脉内径（mm）	数值	v1：直接映射
11.2.25	二维超声心动图	左肺动脉内径（mm）	数值	v1：直接映射
11.2.26	二维超声心动图	右肺动脉内径（mm）	数值	v1：直接映射
11.2.27	二维超声心动图	主动脉瓣口面积（mm²）	数值	v1：直接映射
11.2.28	二维超声心动图	左室舒张期长径（mm）	数值	v1：直接映射
11.2.29	二维超声心动图	左室舒张期横径（mm）	数值	v1：直接映射
11.2.30	二维超声心动图	左室舒张期面积（mm²）	数值	v1：直接映射
11.2.31	二维超声心动图	主动脉内径（mm）	数值	v1：直接映射
11.2.32	二维超声心动图	右肺动脉内径（mm）	数值	v1：直接映射

序号	子模块	数据元名称	值域/数据类型	数据加工类型
11.3.1	浅表淋巴结超声检查	检查部位	文本	v1：直接映射
11.3.2	浅表淋巴结超声检查	检查日期	YYYY-MM-DD	v1：直接映射
11.3.3	浅表淋巴结超声检查	检查所见	文本	v1：直接映射
11.3.4	浅表淋巴结超声检查	检查结论	文本	v1：直接映射
11.4.1	浅表器官超声检查	检查部位	文本	v1：直接映射
11.4.2	浅表器官超声检查	检查日期	YYYY-MM-DD	v1：直接映射
11.4.3	浅表器官超声检查	检查所见	文本	v1：直接映射
11.4.4	浅表器官超声检查	检查结论	文本	v1：直接映射
11.5.1	腹部超声	检查日期	YYYY-MM-DD	v1：直接映射
11.5.2	腹部超声	检查所见	文本	v1：直接映射
11.5.3	腹部超声	检查结论	文本	v1：直接映射
11.6.1	心电图	检查日期	YYYY-MM-DD	v1：直接映射
11.6.2	心电图	检查所见	文本	v1：直接映射
11.6.3	心电图	心率（次/分）	数值	v1：直接映射
11.6.4	心电图	RR（ms）	数值	v1：直接映射
11.6.5	心电图	PR（ms）	数值	v1：直接映射
11.6.6	心电图	QRS（ms）	数值	v1：直接映射
11.6.7	心电图	QTc间期（ms）	数值	v1：直接映射

续　表

序号	子模块	数据元名称	值域/数据类型	数据加工类型
11.6.8	心电图	QT（ms）	数值	v1：直接映射
11.6.9	心电图	检查结论	文本	v1：直接映射

参考标准：中国临床肿瘤学会（CSCO）淋巴瘤诊疗指南2022；NCCN临床实践指南：华氏巨球蛋白血症/淋巴浆细胞性淋巴瘤（2022.v3）；淋巴浆细胞性淋巴瘤/华氏巨球蛋白血症诊断与治疗中国专家共识（2016年版）；专家意见。

表12 病理及免疫组化

序号	子模块	数据元名称	值域/数据类型	数据加工类型
12.1.1	免疫组化检查	病理诊断	文本	v2：NLP＋归一
12.1.2	免疫组化检查	检查时间	YYYY-MM-DD	v1：直接映射
12.1.3	免疫组化检查	标志物	CD20	v2：NLP＋归一
12.1.4	免疫组化检查	标志物	CD3	v2：NLP＋归一
12.1.5	免疫组化检查	标志物	Ki-67	v2：NLP＋归一
12.1.6	免疫组化检查	白细胞共同抗原	LCA/CD45	v2：NLP＋归一
12.1.7	免疫组化检查	B细胞相关标志物	CD25、CD19、PAX5、CD79a、OCT2、BOB.1、κ、λ、IgM、IgG4、IgG、IgA、IgD、CD38、CD138、CD23等	v2：NLP＋归一
12.1.8	免疫组化检查	T细胞/NK细胞相关标志物	CD3、CD2、CD5、CD7、CD4、CD8、CD43、CD45RO、CD56、CD57、细胞毒性分子（包括TIA-1、颗粒酶B、穿孔素）、T细胞受体蛋白（βF1、TCRG）等	v2：NLP＋归一
12.1.9	免疫组化检查	淋巴细胞活化/分化标志物	CD30、TdT、CD99、CD10、BCL-6、MUM1等	v2：NLP＋归一
12.1.10	免疫组化检查	肿瘤基因和增殖相关标志物	ALK、BCL-2、BCL-10、CyclinD1、MYC、TP53、Ki-67等	v2：NLP＋归一
12.1.11	免疫组化检查	组织细胞、树突细胞及髓系相关标志物	CD68（KP1、PGM1）、CD163、溶菌酶、髓过氧化物酶（MPO）、CD15、CD123、CD117、CD21、CD35、S-100、CD1α、CD207等	v2：NLP＋归一

续　表

序号	子模块	数据元名称	值域/数据类型	数据加工类型
12.2.1	多参数流式细胞术	检测样本	骨髓，外周血	v1：直接映射
12.2.2	多参数流式细胞术	仪器型号	文本	v1：直接映射
12.2.3	多参数流式细胞术	样本制备方法	文本	v1：直接映射
12.2.4	多参数流式细胞术	染色方法	文本	v1：直接映射
12.2.5	多参数流式细胞术	检测时间	YYYY-MM-DD	v1：直接映射
12.2.6	多参数流式细胞术	检测频率	数值	v1：直接映射
12.2.7	多参数流式细胞术	MRD结果	文本	v1：直接映射
12.2.8	多参数流式细胞术	异常细胞数量	数值	v1：直接映射
12.2.9	多参数流式细胞术	异常细胞占白细胞百分比	数值	v1：直接映射
12.2.10	多参数流式细胞术	异常细胞占有核细胞百分比	数值	v1：直接映射
12.2.11	多参数流式细胞术	异常细胞的免疫表型	文本	v1：直接映射
12.2.12	多参数流式细胞术	白细胞总数	数值	v1：直接映射
12.2.13	多参数流式细胞术	有核细胞总数	数值	v1：直接映射
12.2.14	多参数流式细胞术	κ/λ	数值	v1：直接映射
12.2.15	多参数流式细胞术	CD45	阴性，阳性	v1：直接映射
12.2.16	多参数流式细胞术	CD3	阴性，阳性	v1：直接映射
12.2.17	多参数流式细胞术	CD10	阴性，阳性	v1：直接映射
12.2.18	多参数流式细胞术	BCL-2	阴性，阳性	v1：直接映射

序号	子模块	数据元名称	值域/数据类型	数据加工类型
12.2.19	多参数流式细胞术	BCL-6	阴性，阳性	v1：直接映射
12.2.20	多参数流式细胞术	Ki-67	阴性，阳性	v1：直接映射
12.2.21	多参数流式细胞术	IRF4/ MUMq	数值	v1：直接映射
12.2.22	多参数流式细胞术	MYC	阴性，阳性	v1：直接映射
12.2.23	多参数流式细胞术	$CD4^+$/ $CD8^+$	数值	v1：直接映射
12.2.24	多参数流式细胞术	CD19	阴性，阳性	v1：直接映射
12.2.25	多参数流式细胞术	CD20	阴性，阳性	v1：直接映射
12.2.26	多参数流式细胞术	sIgM	阴性，阳性	v1：直接映射
12.2.27	多参数流式细胞术	CD22	阴性，阳性	v1：直接映射
12.2.28	多参数流式细胞术	CD25	阴性，阳性	v1：直接映射
12.2.29	多参数流式细胞术	CD27	阴性，阳性	v1：直接映射
12.2.30	多参数流式细胞术	FMC7	阴性，阳性	v1：直接映射
12.2.31	多参数流式细胞术	CD5	阴性，阳性	v1：直接映射
12.2.32	多参数流式细胞术	CD23	阴性，阳性	v1：直接映射
12.2.33	多参数流式细胞术	CD103	阴性，阳性	v1：直接映射
12.2.34	多参数流式细胞术	结论	文本	v1：直接映射
12.3.1	组织活检	检查日期	YYYY-MM-DD	v1：直接映射
12.3.2	组织活检	活检类型	文本	v2：NLP＋归一
12.3.3	组织活检	活检技术	文本	v2：NLP＋归一
12.3.4	组织活检	活检部位	文本	v2：NLP＋归一
12.3.5	组织活检	病变部位 及长度	文本	v2：NLP＋归一
12.3.6	组织活检	活检标本 显微镜下 描述	文本	v2：NLP＋归一

续　表

序号	子模块	数据元名称	值域/数据类型	数据加工类型
12.4.1	组织病理	检查日期	YYYY-MM-DD	v1：直接映射
12.4.2	组织病理	病理号	数值	v1：直接映射
12.4.3	组织病理	病理标本类型	文本	v2：NLP＋归一
12.4.4	组织病理	送检组织大小	数值	v2：NLP＋归一
12.4.5	组织病理	肿瘤大小	数值	v2：NLP＋归一
12.4.6	组织病理	大体分型	文本	v2：NLP＋归一
12.4.7	组织病理	组织学类型	文本	v2：NLP＋归一
12.4.8	组织病理	分化程度	文本	v2：NLP＋归一
12.4.9	组织病理	原发肿瘤计数	数值	v3：逻辑加工
12.4.10	组织病理	送检淋巴结部位	文本	v2：NLP＋归一
12.4.11	组织病理	送检淋巴结数目	数值	v3：逻辑加工
12.4.12	组织病理	阳性淋巴结数目	数值	v3：逻辑加工

参考标准：中国临床肿瘤学会（CSCO）淋巴瘤诊疗指南2022；NCCN临床实践指南：华氏巨球蛋白血症/淋巴浆细胞性淋巴瘤（2022.v3）；淋巴浆细胞性淋巴瘤/华氏巨球蛋白血症诊断与治疗中国专家共识（2016年版）；专家意见。

表13 骨髓检查

序号	子模块	数据元名称	值域/数据类型	数据加工类型
13.1.1	骨髓穿刺/活检	检测名称	文本	v1：直接映射
13.1.2	骨髓穿刺/活检	检查时间	YYYY-MM-DD	v1：直接映射
13.1.3	骨髓穿刺/活检	穿刺部位	文本	v1；直接映射
13.2.1	骨髓细胞学检查（髓片）	原始血细胞（平均值±标准差）	文本	v1：直接映射
13.2.2	骨髓细胞学检查（髓片）	原始粒细胞（平均值±标准差）	文本	v1：直接映射
13.2.3	骨髓细胞学检查（髓片）	早幼粒细胞（平均值±标准差）	文本	v1：直接映射
13.2.4	骨髓细胞学检查（髓片）	中幼中性粒细胞（平均值±标准差）	文本	v1：直接映射
13.2.5	骨髓细胞学检查（髓片）	中性粒细胞晚幼（平均值±标准差）	文本	v1：直接映射
13.2.6	骨髓细胞学检查（髓片）	中性粒细胞杆状核（平均值±标准差）	文本	v1：直接映射
13.2.7	骨髓细胞学检查（髓片）	中性粒细胞分叶核（平均值±标准差）	文本	v1：直接映射
13.2.8	骨髓细胞学检查（髓片）	嗜酸性细胞中幼（平均值±标准差）	文本	v1：直接映射
13.2.9	骨髓细胞学检查（髓片）	嗜酸性细胞晚幼（平均值±标准差）	文本	v1：直接映射
13.2.10	骨髓细胞学检查（髓片）	嗜酸性细胞杆状核（平均值±标准差）	文本	v1：直接映射
13.2.11	骨髓细胞学检查（髓片）	嗜酸性细胞分叶核（平均值±标准差）	文本	v1：直接映射
13.2.12	骨髓细胞学检查（髓片）	嗜碱性细胞中幼（平均值±标准差）	文本	v1：直接映射

续　表

序号	子模块	数据元名称	值域/ 数据类型	数据加工类型
13.2.13	骨髓细胞学检查 （髓片）	嗜碱性细胞晚幼（平均 值±标准差）	文本	v1：直接映射
13.2.14	骨髓细胞学检查 （髓片）	嗜碱性细胞杆状核（平均 值±标准差）	文本	v1：直接映射
13.2.15	骨髓细胞学检查 （髓片）	嗜碱性细胞分叶核（平均 值±标准差）	文本	v1：直接映射
13.2.16	骨髓细胞学检查 （髓片）	原始红细胞（平均值±标 准差）	文本	v1：直接映射
13.2.17	骨髓细胞学检查 （髓片）	早幼红细胞（平均值±标 准差）	文本	v1：直接映射
13.2.18	骨髓细胞学检查 （髓片）	中幼红细胞（平均值±标 准差）	文本	v1：直接映射
13.2.19	骨髓细胞学检查 （髓片）	晚幼红细胞（平均值±标 准差）	文本	v1：直接映射
13.2.20	骨髓细胞学检查 （髓片）	巨早幼红细胞（平均值± 标准差）	文本	v1：直接映射
13.2.21	骨髓细胞学检查 （髓片）	巨中幼红细胞（平均值± 标准差）	文本	v1：直接映射
13.2.22	骨髓细胞学检查 （髓片）	巨晚幼红细胞（平均值± 标准差）	文本	v1：直接映射
13.2.23	骨髓细胞学检查 （髓片）	粒系/红系比值（平均 值±标准差）	文本	v1：直接映射
13.2.24	骨髓细胞学检查 （髓片）	原始淋巴细胞（平均值± 标准差）	文本	v1：直接映射
13.2.25	骨髓细胞学检查 （髓片）	幼稚淋巴细胞（平均值± 标准差）	文本	v1：直接映射
13.2.26	骨髓细胞学检查 （髓片）	淋巴细胞（平均值±标 准差）	文本	v1：直接映射

序号	子模块	数据元名称	值域/数据类型	数据加工类型
13.2.27	骨髓细胞学检查（髓片）	原始单核细胞（平均值±标准差）	文本	v1：直接映射
13.2.28	骨髓细胞学检查（髓片）	幼稚单核细胞（平均值±标准差）	文本	v1：直接映射
13.2.29	骨髓细胞学检查（髓片）	单核细胞（平均值±标准差）	文本	v1：直接映射
13.2.30	骨髓细胞学检查（髓片）	原始浆细胞（平均值±标准差）	文本	v1：直接映射
13.2.31	骨髓细胞学检查（髓片）	幼稚浆细胞（平均值±标准差）	文本	v1：直接映射
13.2.32	骨髓细胞学检查（髓片）	浆细胞（平均值±标准差）	文本	v1：直接映射
13.2.33	骨髓细胞学检查（髓片）	网状细胞（平均值±标准差）	文本	v1：直接映射
13.2.34	骨髓细胞学检查（髓片）	内皮细胞（平均值±标准差）	文本	v1：直接映射
13.2.35	骨髓细胞学检查（髓片）	巨核细胞（平均值±标准差）	文本	v1：直接映射
13.2.36	骨髓细胞学检查（髓片）	吞噬细胞（平均值±标准差）	文本	v1：直接映射
13.2.37	骨髓细胞学检查（髓片）	组织细胞（平均值±标准差）	文本	v1：直接映射
13.2.38	骨髓细胞学检查（髓片）	组织嗜碱细胞（平均值±标准差）	文本	v1：直接映射
13.2.39	骨髓细胞学检查（髓片）	分类不明细胞（平均值±标准差）	文本	v1：直接映射
13.2.40	骨髓细胞学检查（髓片）	分裂细胞（个）	数值	v1：直接映射

续　表

序号	子模块	数据元名称	值域/ 数据类型	数据加工类型
13.2.41	骨髓细胞学检查 （髓片）	退化细胞（个）	数值	v1：直接映射
13.2.42	骨髓细胞学检查 （髓片）	粒细胞系统：有核红细胞 （平均值±标准差）	文本	v1：直接映射
13.2.43	骨髓细胞学检查 （髓片）	血片共数白细胞（个）	数值	v1：直接映射
13.2.44	骨髓细胞学检查 （髓片）	骨髓片共数有核细胞（个）	数值	v1：直接映射
13.2.45	骨髓细胞学检查 （髓片）	骨髓有核细胞总数（/mm^3）	数值	v1：直接映射
13.2.46	骨髓细胞学检查 （髓片）	特征描述	文本	v1：直接映射
13.3.1	骨髓细胞学检查 （血片）	原始血细胞（%）	数值	v1：直接映射
13.3.2	骨髓细胞学检查 （血片）	原始粒细胞（%）	数值	v1：直接映射
13.3.3	骨髓细胞学检查 （血片）	早幼粒细胞（%）	数值	v1：直接映射
13.3.4	骨髓细胞学检查 （血片）	中幼中性粒细胞（%）	数值	v1：直接映射
13.3.5	骨髓细胞学检查 （血片）	中性粒细胞晚幼（%）	数值	v1：直接映射
13.3.6	骨髓细胞学检查 （血片）	中性粒细胞杆状核（%）	数值	v1：直接映射
13.3.7	骨髓细胞学检查 （血片）	中性粒细胞分叶核（%）	数值	v1：直接映射
13.3.8	骨髓细胞学检查 （血片）	嗜酸性细胞中幼（%）	数值	v1：直接映射

序号	子模块	数据元名称	值域/数据类型	数据加工类型
13.3.9	骨髓细胞学检查（血片）	嗜酸性细胞晚幼（%）	数值	v1：直接映射
13.3.10	骨髓细胞学检查（血片）	嗜酸性细胞杆状核（%）	数值	v1：直接映射
13.3.11	骨髓细胞学检查（血片）	嗜酸性细胞分叶核（%）	数值	v1：直接映射
13.3.12	骨髓细胞学检查（血片）	嗜碱性细胞中幼（%）	数值	v1：直接映射
13.3.13	骨髓细胞学检查（血片）	嗜碱性细胞晚幼（%）	数值	v1：直接映射
13.3.14	骨髓细胞学检查（血片）	嗜碱性细胞杆状核（%）	数值	v1：直接映射
13.3.15	骨髓细胞学检查（血片）	嗜碱性细胞分叶核（%）	数值	v1：直接映射
13.3.16	骨髓细胞学检查（血片）	原始红细胞（%）	数值	v1：直接映射
13.3.17	骨髓细胞学检查（血片）	早幼红细胞（%）	数值	v1：直接映射
13.3.18	骨髓细胞学检查（血片）	中幼红细胞（%）	数值	v1：直接映射
13.3.19	骨髓细胞学检查（血片）	晚幼红细胞（%）	数值	v1：直接映射
13.3.20	骨髓细胞学检查（血片）	巨早幼红细胞（%）	数值	v1：直接映射
13.3.21	骨髓细胞学检查（血片）	巨中幼红细胞（%）	数值	v1：直接映射
13.3.22	骨髓细胞学检查（血片）	巨晚幼红细胞（%）	数值	v1：直接映射

续　表

序号	子模块	数据元名称	值域/数据类型	数据加工类型
13.3.23	骨髓细胞学检查（血片）	粒系/红系比值（%）	数值	v1：直接映射
13.3.24	骨髓细胞学检查（血片）	原始淋巴细胞（%）	数值	v1：直接映射
13.3.25	骨髓细胞学检查（血片）	幼稚淋巴细胞（%）	数值	v1：直接映射
13.3.26	骨髓细胞学检查（血片）	淋巴细胞（%）	数值	v1：直接映射
13.3.27	骨髓细胞学检查（血片）	原始单核细胞（%）	数值	v1：直接映射
13.3.28	骨髓细胞学检查（血片）	幼稚单核细胞（%）	数值	v1：直接映射
13.3.29	骨髓细胞学检查（血片）	单核细胞（%）	数值	v1：直接映射
13.3.30	骨髓细胞学检查（血片）	原始浆细胞（%）	数值	v1：直接映射
13.3.31	骨髓细胞学检查（血片）	幼稚浆细胞（%）	数值	v1：直接映射
13.3.32	骨髓细胞学检查（血片）	浆细胞（%）	数值	v1：直接映射
13.3.33	骨髓细胞学检查（血片）	网状细胞（%）	数值	v1：直接映射
13.3.34	骨髓细胞学检查（血片）	内皮细胞（%）	数值	v1：直接映射
13.3.35	骨髓细胞学检查（血片）	巨核细胞（%）	数值	v1：直接映射
13.3.36	骨髓细胞学检查（血片）	吞噬细胞（%）	数值	v1：直接映射

续 表

序号	子模块	数据元名称	值域/ 数据类型	数据加工类型
13.3.37	骨髓细胞学检查 （血片）	组织细胞（%）	数值	v1：直接映射
13.3.38	骨髓细胞学检查 （血片）	组织嗜碱细胞（%）	数值	v1：直接映射
13.3.39	骨髓细胞学检查 （血片）	分类不明细胞（%）	数值	v1：直接映射
13.3.40	骨髓细胞学检查 （血片）	特征描述	文本	v1：直接映射
13.4.1	脊髓涂片	侵犯骨髓	是，否	v2：NLP＋归一
13.4.2	脊髓涂片	淋巴瘤细胞	有，无	v2：NLP＋归一
13.4.3	脊髓涂片	细胞体积	文本	v2：NLP＋归一
13.4.4	脊髓涂片	染色质形态	文本	v2：NLP＋归一
13.4.5	脊髓涂片	噬血细胞	有，无	v2：NLP＋归一
13.4.6	脊髓涂片	噬血现象	是，否	v2：NLP＋归一

参考标准：中华人民共和国卫生行业标准WS 445.4—2014电子病历基本数据集 第4部分：检查检验记录；NCCN临床实践指南：华氏巨球蛋白血症/淋巴浆细胞性淋巴瘤（2022.v3）；淋巴浆细胞性淋巴瘤/华氏巨球蛋白血症诊断与治疗中国专家共识（2016年版）；中国临床肿瘤学会（CSCO）淋巴瘤诊疗指南2022；专家意见。

表14　药物治疗

序号	子模块	数据元名称	值域/数据类型	数据加工类型
14.1.1	疗程信息	疗程序号	数值	v3：逻辑加工
14.1.2	疗程信息	疗程时间	数值	v1：直接映射
14.2.1	治疗基本信息	治疗方案简述	文本	v1：直接映射
14.2.2	治疗基本信息	治疗方案	硼替佐米/利妥昔单抗（BR）、苯达莫司汀/利妥昔单抗、硼替佐米/利妥昔单抗/地塞米松（BDR）、伊布替尼/利妥昔单抗（IR）、利妥昔单抗/环磷酰胺/地塞米松（RCD）、利妥昔单抗/氟达拉滨（FR）、利妥昔单抗/环磷酰胺/氟达拉滨（FCR）、利妥昔单抗/环磷酰胺/长春新碱/阿霉素/强的松（R-CHOP）、利妥昔单抗/环磷酰胺/长春新碱/泼尼松（R-CVP）、利妥昔单抗/环磷酰胺/泼尼松（R-CP）、卡非佐米/利妥昔单抗/地塞米松、其他	v2：NLP＋归一
14.3.1	化疗信息	化疗药物使用	是，否	v3：逻辑加工
14.3.2	化疗信息	化疗药物名称	苯达莫司汀、苯丁酸氮芥、卡莫司汀、氟达拉滨、环磷酰胺、利妥昔单抗、硼替佐米、来那度胺、多柔比星、表柔比星、长春新碱、长春地辛、泼尼松、地塞米松、甲泼尼龙、依托泊苷、吉西他滨、甲氨蝶呤、阿糖胞苷、异环磷酰胺、克拉屈滨、奥妥珠单抗、其他	v2：NLP＋归一

序号	子模块	数据元名称	值域/数据类型	数据加工类型
14.3.3	化疗信息	化疗药物剂量	数值	v1：直接映射
14.3.4	化疗信息	化疗疗程	数值	v1：直接映射
14.3.5	化疗信息	用药频次	文本	v1：直接映射
14.3.6	化疗信息	既往疗程数	数值	v1：直接映射
14.3.7	化疗信息	化疗药物用药途径	静脉滴注	v1：直接映射
14.3.8	化疗信息	医嘱开始时间	YYYY-MM-DD	v1：直接映射
14.3.9	化疗信息	医嘱结束时间	YYYY-MM-DD	v1：直接映射
14.4.1	BTK抑制剂药物治疗	BTK抑制剂药物使用	是，否	v3：逻辑加工
14.4.2	BTK抑制剂药物治疗	BTK抑制剂药物名称	伊布替尼，泽布替尼，奥布替尼，其他	v1：直接映射
14.4.3	BTK抑制剂药物治疗	BTK抑制剂药物剂量	数值	v1：直接映射
14.4.4	BTK抑制剂药物治疗	BTK抑制剂药物用药途径	口服，其他	v1：直接映射
14.4.5	BTK抑制剂药物治疗	用药频次	文本	v1：直接映射
14.4.6	BTK抑制剂药物治疗	医嘱开始时间	YYYY-MM-DD	v1：直接映射
14.4.7	BTK抑制剂药物治疗	医嘱结束时间	YYYY-MM-DD	v1：直接映射

续 表

序号	子模块	数据元名称	值域/数据类型	数据加工类型
14.5.1	BCL-2抑制剂药物治疗	BCL-2抑制剂药物使用	是，否	v3：逻辑加工
14.5.2	BCL-2抑制剂药物治疗	BCL-2抑制剂药物名称	维奈托克，其他	v1：直接映射
14.5.3	BCL-2抑制剂药物治疗	BCL-2抑制剂药物剂量	数值	v1：直接映射
14.5.4	BCL-2抑制剂药物治疗	BCL-2抑制剂药物用药途径	口服，静脉滴注	v1：直接映射
14.5.5	BCL-2抑制剂药物治疗	用药频次	数值	v1：直接映射
14.5.6	BCL-2抑制剂药物治疗	医嘱开始时间	YYYY-MM-DD	v1：直接映射
14.5.7	BCL-2抑制剂药物治疗	医嘱结束时间	YYYY-MM-DD	v1：直接映射
14.6.1	P13K抑制剂药物治疗	P13K抑制剂药物使用	是，否	v3：逻辑加工
14.6.2	P13K抑制剂药物治疗	P13K抑制剂药物名称	库潘尼西，其他	v1：直接映射
14.6.3	P13K抑制剂药物治疗	P13K抑制剂药物剂量	数值	v1：直接映射

序号	子模块	数据元名称	值域/数据类型	数据加工类型
14.6.4	P13K抑制剂药物治疗	P13K抑制剂药物用药途径	口服，静脉滴注	v1：直接映射
14.6.5	P13K抑制剂药物治疗	用药频次	文本	v1：直接映射
14.6.6	P13K抑制剂药物治疗	医嘱开始时间	YYYY-MM-DD	v1：直接映射
14.6.7	P13K抑制剂药物治疗	P13K抑制剂医嘱结束时间	YYYY-MM-DD	v1：直接映射
14.7.1	抗病毒药物治疗	抗病毒药物使用	是，否	v3：逻辑加工
14.7.2	抗病毒药物治疗	抗病毒药物名称	文本	v2：NLP＋归一
14.7.3	抗病毒药物治疗	抗病毒药物剂量	数值	v3：逻辑加工
14.7.4	抗病毒药物治疗	抗病毒药物用药途径	口服，静脉滴注	v1：直接映射
14.7.5	抗病毒药物治疗	用药频次	文本	v1：直接映射
14.7.6	抗病毒药物治疗	医嘱开始时间	YYYY-MM-DD	v1：直接映射
14.7.7	抗病毒药物治疗	抗病毒药物医嘱结束时间	YYYY-MM-DD	v1：直接映射

参考标准：中华人民共和国卫生行业标准WS 445.14—2014电子病历基本数据集 第14部分：住院医嘱；中国临床肿瘤学会（CSCO）淋巴瘤诊疗指南2022；NCCN临床实践指南：华氏巨球蛋白血症/淋巴浆细胞性淋巴瘤（2022.v3）；淋巴浆细胞性淋巴瘤/华氏巨球蛋白血症诊断与治疗中国专家共识（2016年版）；专家意见。

表15　手术治疗

序号	子模块	数据元名称	值域/数据类型	数据加工类型
15.1.1	手术基本信息	麻醉方式	文本	v1：直接映射
15.1.2	手术基本信息	手术开始时间	YYYY-MM-DD	v1：直接映射
15.1.3	手术基本信息	手术结束时间	YYYY-MM-DD	v1：直接映射
15.1.4	手术基本信息	手术总时长	数值	v2：NLP＋归一
15.1.5	手术基本信息	手术名称	血浆置换术、自体干细胞移植、异基因造血干细胞移植等	v1：直接映射
15.1.6	手术基本信息	手术类型	急诊，择期，限期	v2：NLP＋归一
15.1.7	手术基本信息	手术级别	文本	v2：NLP＋归一
15.1.8	手术基本信息	手术风险分级	文本	v2：NLP＋归一
15.1.9	手术基本信息	术前临床分期	文本	v2：NLP＋归一
15.1.10	手术基本信息	术前新辅助化疗	是，否	v2：NLP＋归一
15.1.11	手术基本信息	术前诊断	文本	v2：NLP＋归一
15.1.12	手术基本信息	术中诊断	文本	v2：NLP＋归一
15.1.13	手术基本信息	手术切口类别	文本	v2：NLP＋归一
15.1.14	手术基本信息	ASA分级	文本	v2：NLP＋归一
15.1.15	手术基本信息	出血量（ml）	数值	v2：NLP＋归一
15.1.16	手术基本信息	输血浆（ml）	数值	v2：NLP＋归一
15.1.17	手术基本信息	输红细胞（U）	数值	v2：NLP＋归一
15.1.18	手术基本信息	输液量（ml）	数值	v2：NLP＋归一
15.1.19	手术基本信息	术前用药史	有，无	v3：逻辑加工
15.1.20	手术基本信息	体重指数（kg/m^2）	数值	v3：逻辑加工
15.1.21	手术基本信息	术前Kanofsky评分	数值	v2：NLP＋归一
15.2.1	造血干细胞移植术	移植日期	YYYY-MM-DD	v3：逻辑加工

序号	子模块	数据元名称	值域/数据类型	数据加工类型
15.2.2	造血干细胞移植术	造血干细胞来源	自体，异基因	v1：直接映射
15.2.3	造血干细胞移植术	造血干细胞来源器官	骨髓，外周血，脐血，其他	v1：直接映射
15.2.4	造血干细胞移植术	术前动员策略	文本	v2：NLP＋归一
15.2.5	造血干细胞移植术	术前动员药物	文本	v2：NLP＋归一
15.2.6	造血干细胞移植术	术前动员药物剂量	数值	v2：NLP＋归一
15.2.7	造血干细胞移植术	术前动员开始时间	YYYY-MM-DD	v1：直接映射
15.2.8	造血干细胞移植术	术前动员结束时间	YYYY-MM-DD	v1：直接映射
15.2.9	造血干细胞移植术	采集目标剂量	数值	v1：直接映射
15.2.10	造血干细胞移植术	采集次数	数值	v3：逻辑加工
15.2.11	造血干细胞移植术	预处理日期	YYYY-MM-DD	v1：直接映射
15.2.12	造血干细胞移植术	预处理方案选择	文本	v2：NLP＋归一
15.2.13	造血干细胞移植术	预处理方案药物	文本	v2：NLP＋归一
15.2.14	造血干细胞移植术	预处理方案药物剂量	数值	v1：直接映射
15.2.15	造血干细胞移植术	粒细胞植入时间	YYYY-MM-DD	v1：直接映射
15.2.16	造血干细胞移植术	血小板植入时间	YYYY-MM-DD	v1：直接映射

续　表

序号	子模块	数据元名称	值域/数据类型	数据加工类型
15.2.17	造血干细胞移植术	移植后治疗	文本（药物，放疗，其他）	v2：NLP＋归一
15.2.18	造血干细胞移植术	移植后治疗剂量	数值	v1：直接映射
15.3.1	血浆置换术	血浆置换术日期	YYYY-MM-DD	v1：直接映射

参考标准：中国临床肿瘤学会（CSCO）淋巴瘤诊疗指南2022；NCCN临床实践指南：华氏巨球蛋白血症/淋巴浆细胞性淋巴瘤（2022.v3）；淋巴浆细胞性淋巴瘤/华氏巨球蛋白血症诊断与治疗中国专家共识（2016年版）；造血干细胞移植治疗淋巴瘤中国专家共识（2018版）；专家意见。

表16　疗效评价

序号	数据元名称	值域/数据类型	数据加工类型
16.1	疗效评价	完全缓解（CR），部分缓解（PR），疾病稳定（SD），疾病进展（PD）	v2：NLP＋归一
16.2	疗效评价时间	YYYY-MM-DD	v2：NLP＋归一
16.3	外周血MRD	数值	v2：NLP＋归一
16.4	骨髓MRD	数值	v2：NLP＋归一
16.5	T细胞亚群	数值	v1：直接映射
16.6	C19$^+$B	数值	v1：直接映射
16.7	CD3	阴性，阳性	v1：直接映射
16.8	CD4$^+$/CD8$^-$	数值	v1：直接映射
16.9	CD4$^-$/CD8$^+$	数值	v1：直接映射
16.10	CD16$^-$/CD56$^+$	数值	v1：直接映射
16.11	CD46	表达，未表达	v3：逻辑加工
16.12	CD55	表达，未表达	v3：逻辑加工
16.13	CD59	表达，未表达	v3：逻辑加工
16.14	肿瘤负荷：最大淋巴结直径（cm）	数值	v3：逻辑加工
16.15	肿瘤负荷：位置脾肋下（cm）	数值	v3：逻辑加工
16.16	白细胞	数值	v1：直接映射
16.17	糖化血红蛋白	数值	v1：直接映射
16.18	中性粒细胞绝对计数	数值	v1：直接映射
16.19	血红蛋白	数值	v1：直接映射
16.20	血小板	数值	v1：直接映射
16.21	骨髓增生程度	文本	v1：直接映射
16.22	是否有淋巴小结	是，否	v3：逻辑加工
16.23	血清IgMs	数值	v1：直接映射

续 表

序号	数据元名称	值域/数据类型	数据加工类型
16.24	血清IgMs水平	≤6000mg/dl，>6000mg/dl	v3：逻辑加工
16.25	血小板计数	≤100 000/μl，>100 000/μl，	v3：逻辑加工
16.26	血细胞比容	≤30%，>30%	v3：逻辑加工
16.27	肿瘤进展时间中位数（月）	数值	v3：逻辑加工
16.28	促红细胞生成素	需要，不需要	v1：直接映射
16.29	毒性作用（美国国家癌症研究院通用毒性标准）	数值	v2：NLP＋归一

参考标准：中华人民共和国卫生行业标准WS 445.14—2014电子病历基本数据集 第14部分：住院医嘱；中国临床肿瘤学会（CSCO）淋巴瘤诊疗指南2022；NCCN临床实践指南：华氏巨球蛋白血症/淋巴浆细胞性淋巴瘤（2022.v3）；淋巴浆细胞性淋巴瘤/华氏巨球蛋白血症诊断与治疗中国专家共识（2016年版）；专家意见。

表17 随访

序号	数据元名称	值域/数据类型	数据加工类型
17.1	随访日期	YYYY-MM-DD	v1：直接映射
17.2	随访方式	电话，其他	v1：直接映射
17.3	体重（kg）	数值	v2：NLP＋归一
17.4	体重指数（kg/m^2）	数值	v2：NLP＋归一
17.5	脉搏（次/分）	数值	v2：NLP＋归一
17.6	心率（次/分）	数值	v2：NLP＋归一
17.7	心律齐	是，否	v2：NLP＋归一
17.8	病理性心音	是，否	v2：NLP＋归一
17.9	杂音	文本	v2：NLP＋归一
17.10	收缩压（mmHg）	数值	v2：NLP＋归一
17.11	舒张压（mmHg）	数值	v2：NLP＋归一
17.12	检查时间	YYYY-MM-DD	v2：NLP＋归一
17.13	症状	文本	v2：NLP＋归一
17.14	浅表淋巴结检查	文本	v2：NLP＋归一
17.15	浅表淋巴结肿大	是，否	v2：NLP＋归一
17.16	肿大淋巴结部位	文本	v2：NLP＋归一
17.17	肿大淋巴结大小	数值	v2：NLP＋归一
17.18	肿大淋巴结质地	文本	v2：NLP＋归一
17.19	肝大	是，否	v2：NLP＋归一
17.20	肝大小	数值	v2：NLP＋归一
17.21	脾大	是，否	v2：NLP＋归一
17.22	脾大小	数值	v2：NLP＋归一
17.23	神经病变	是，否	v2：NLP＋归一
17.24	病史	文本	v2：NLP＋归一
17.25	是否服用药物	是，否	v2：NLP＋归一
17.26	服用药物名称	文本	v2：NLP＋归一

续　表

序号	数据元名称	值域/数据类型	数据加工类型
17.27	白细胞计数（$\times 10^9$/L）	数值	v1：直接映射
17.28	红细胞计数（$\times 10^{12}$/L）	数值	v1：直接映射
17.29	血小板计数（$\times 10^9$/L）	数值	v1：直接映射
17.30	C反应蛋白（mg/L）	数值	v1：直接映射
17.31	红细胞沉降率（mm/h）	数值	v1：直接映射
17.32	B超结论	文本	v1：直接映射
17.33	胸部X线片结论	文本	v1：直接映射
17.34	随访频率	数值	v1：直接映射

参考标准：中国临床肿瘤学会（CSCO）淋巴瘤诊疗指南2022；NCCN临床实践指南：华氏巨球蛋白血症/淋巴浆细胞性淋巴瘤（2022.v3）；淋巴浆细胞性淋巴瘤/华氏巨球蛋白血症诊断与治疗中国专家共识（2016年版）；专家意见。

四、基因数据集

基因数据集用于收集淋巴瘤诊断、分型相关的基因检测数据（表18）。

表18　基因检查

序号	子模块	数据元名称	值域/数据类型	数据加工类型
18.1.1	FISH	*TP53缺失/17p⁻*	是，否	v2：NLP＋归一
18.1.2	FISH	*ATM缺失/11q⁻*	是，否	v2：NLP＋归一
18.1.3	FISH	*13q⁻*	是，否	v2：NLP＋归一
18.1.4	FISH	*12号染色体三体*	是，否	v2：NLP＋归一
18.1.5	FISH	*6q⁻*	是，否	v2：NLP＋归一
18.1.6	FISH	*BCL-2重排*	是，否	v2：NLP＋归一
18.1.7	FISH	*BCL-2重排*	是，否	v2：NLP＋归一
18.1.8	FISH	*IGH/C-MYC融合*	是，否	v2：NLP＋归一
18.1.9	FISH	*IGH/BCL-2融合*	是，否	v2：NLP＋归一
18.1.10	FISH	*IGH重排*	是，否	v2：NLP＋归一
18.1.11	FISH	*MYC重排*	是，否	v2：NLP＋归一
18.1.12	FISH	*CCND1/IGH融合*	是，否	v2：NLP＋归一
18.2.1	IGHV	*IGHV突变*	有，无	v2：NLP＋归一
18.2.2	IGHV	符合率（%）	数值	v2：NLP＋归一
18.2.3	IGHV	使用片段	文本	v2：NLP＋归一
18.3.1	染色体	cpG刺激	有，无	v2：NLP＋归一

续　表

序号	子模块	数据元名称	值域/数据类型	数据加工类型
18.4.1	NGS/Sanger测序	取样日期	YYYY-MM-DD	v2：NLP＋归一
18.4.2	NGS/Sanger测序	检测日期	YYYY-MM-DD	v2：NLP＋归一
18.4.3	NGS/Sanger测序	*ABL1*突变	是，否	v2：NLP＋归一
18.4.4	NGS/Sanger测序	*ABL1*突变外显子	文本	v2：NLP＋归一
18.4.5	NGS/Sanger测序	*ABL1*突变比例	数值	v2：NLP＋归一
18.4.6	NGS/Sanger测序	*AKT3*突变	是，否	v2：NLP＋归一
18.4.7	NGS/Sanger测序	*AKT3*突变外显子	文本	v2：NLP＋归一
18.4.8	NGS/Sanger测序	*AKT3*突变比例	数值	v2：NLP＋归一
18.4.9	NGS/Sanger测序	*ALK*突变	是，否	v2：NLP＋归一
18.4.10	NGS/Sanger测序	*ALK*突变外显子	文本	v2：NLP＋归一
18.4.11	NGS/Sanger测序	*ALK*突变比例	数值	v2：NLP＋归一
18.4.12	NGS/Sanger测序	*ANKRD26*突变	是，否	v2：NLP＋归一
18.4.13	NGS/Sanger测序	*ANKRD26*突变外显子	文本	v2：NLP＋归一
18.4.14	NGS/Sanger测序	*ANKRD26*突变比例	数值	v2：NLP＋归一
18.4.15	NGS/Sanger测序	*APC*突变	是，否	v2：NLP＋归一
18.4.16	NGS/Sanger测序	*APC*突变外显子	文本	v2：NLP＋归一
18.4.17	NGS/Sanger测序	*APC*突变比例	数值	v2：NLP＋归一
18.4.18	NGS/Sanger测序	*ARID1A*突变	是，否	v2：NLP＋归一
18.4.19	NGS/Sanger测序	*ARID1A*突变外显子	文本	v2：NLP＋归一
18.4.20	NGS/Sanger测序	*ARID1A*突变比例	数值	v2：NLP＋归一
18.4.21	NGS/Sanger测序	*ARID1B*突变	是，否	v2：NLP＋归一
18.4.22	NGS/Sanger测序	*ARID1B*突变外显子	文本	v2：NLP＋归一
18.4.23	NGS/Sanger测序	*ARID1B*突变比例	数值	v2：NLP＋归一
18.4.24	NGS/Sanger测序	*ARID2*突变	是，否	v2：NLP＋归一

序号	子模块	数据元名称	值域/数据类型	数据加工类型
18.4.25	NGS/Sanger 测序	*ARID2* 突变外显子	文本	v2：NLP＋归一
18.4.26	NGS/Sanger 测序	*ARID2* 突变比例	数值	v2：NLP＋归一
18.4.27	NGS/Sanger 测序	*ASXL1* 突变	是，否	v2：NLP＋归一
18.4.28	NGS/Sanger 测序	*ASXL1* 突变外显子	文本	v2：NLP＋归一
18.4.29	NGS/Sanger 测序	*ASXL1* 突变比例	数值	v2：NLP＋归一
18.4.30	NGS/Sanger 测序	*ATM* 突变	是，否	v2：NLP＋归一
18.4.31	NGS/Sanger 测序	*ATM* 突变外显子	文本	v2：NLP＋归一
18.4.32	NGS/Sanger 测序	*ATM* 突变比例	数值	v2：NLP＋归一
18.4.33	NGS/Sanger 测序	*ATRX* 突变	是，否	v2：NLP＋归一
18.4.34	NGS/Sanger 测序	*ATRX* 突变外显子	文本	v2：NLP＋归一
18.4.35	NGS/Sanger 测序	*ATRX* 突变比例	数值	v2：NLP＋归一
18.4.36	NGS/Sanger 测序	*B2M* 突变	是，否	v2：NLP＋归一
18.4.37	NGS/Sanger 测序	*B2M* 突变外显子	文本	v2：NLP＋归一
18.4.38	NGS/Sanger 测序	*B2M* 突变比例	数值	v2：NLP＋归一
18.4.39	NGS/Sanger 测序	*BCL-2* 突变	是，否	v2：NLP＋归一
18.4.40	NGS/Sanger 测序	*BCL-2* 突变外显子	文本	v2：NLP＋归一
18.4.41	NGS/Sanger 测序	*BCL-2* 突变比例	数值	v2：NLP＋归一
18.4.42	NGS/Sanger 测序	*BCL-6* 突变	是，否	v2：NLP＋归一
18.4.43	NGS/Sanger 测序	*BCL-6* 突变外显子	文本	v2：NLP＋归一
18.4.44	NGS/Sanger 测序	*BCL-6* 突变比例	数值	v2：NLP＋归一
18.4.45	NGS/Sanger 测序	*BCOR* 突变	是，否	v2：NLP＋归一
18.4.46	NGS/Sanger 测序	*BCOR* 突变外显子	文本	v2：NLP＋归一
18.4.47	NGS/Sanger 测序	*BCOR* 突变比例	数值	v2：NLP＋归一
18.4.48	NGS/Sanger 测序	*BCORL1* 突变	是，否	v2：NLP＋归一
18.4.49	NGS/Sanger 测序	*BCORL1* 突变外显子	文本	v2：NLP＋归一
18.4.50	NGS/Sanger 测序	*BCORL1* 突变比例	数值	v2：NLP＋归一

续　表

序号	子模块	数据元名称	值域/数据类型	数据加工类型
18.4.51	NGS/Sanger测序	*BCR*突变	是，否	v2：NLP＋归一
18.4.52	NGS/Sanger测序	*BCR*突变外显子	文本	v2：NLP＋归一
18.4.53	NGS/Sanger测序	*BCR*突变比例	数值	v2：NLP＋归一
18.4.54	NGS/Sanger测序	*BIRC3*突变	是，否	v2：NLP＋归一
18.4.55	NGS/Sanger测序	*BIRC3*突变外显子	文本	v2：NLP＋归一
18.4.56	NGS/Sanger测序	*BIRC3*突变比例	数值	v2：NLP＋归一
18.4.57	NGS/Sanger测序	*BLM*突变	是，否	v2：NLP＋归一
18.4.58	NGS/Sanger测序	*BLM*突变外显子	文本	v2：NLP＋归一
18.4.59	NGS/Sanger测序	*BLM*突变比例	数值	v2：NLP＋归一
18.4.60	NGS/Sanger测序	*BRAF*突变	是，否	v2：NLP＋归一
18.4.61	NGS/Sanger测序	*BRAF*突变外显子	文本	v2：NLP＋归一
18.4.62	NGS/Sanger测序	*BRAF*突变比例	数值	v2：NLP＋归一
18.4.63	NGS/Sanger测序	*BRCA1*突变	是，否	v2：NLP＋归一
18.4.64	NGS/Sanger测序	*BRCA1*突变外显子	文本	v2：NLP＋归一
18.4.65	NGS/Sanger测序	*BRCA1*突变比例	数值	v2：NLP＋归一
18.4.66	NGS/Sanger测序	*BRCA2*突变	是，否	v2：NLP＋归一
18.4.67	NGS/Sanger测序	*BRCA2*突变外显子	文本	v2：NLP＋归一
18.4.68	NGS/Sanger测序	*BRCA2*突变比例	数值	v2：NLP＋归一
18.4.69	NGS/Sanger测序	*BTG1*突变	是，否	v2：NLP＋归一
18.4.70	NGS/Sanger测序	*BTG1*突变外显子	文本	v2：NLP＋归一
18.4.71	NGS/Sanger测序	*BTG1*突变比例	数值	v2：NLP＋归一
18.4.72	NGS/Sanger测序	*BTG2*突变	是，否	v2：NLP＋归一
18.4.73	NGS/Sanger测序	*BTG2*突变外显子	文本	v2：NLP＋归一
18.4.74	NGS/Sanger测序	*BTG2*突变比例	数值	v2：NLP＋归一
18.4.75	NGS/Sanger测序	*BTK*突变	是，否	v2：NLP＋归一
18.4.76	NGS/Sanger测序	*BTK*突变外显子	文本	v2：NLP＋归一

序号	子模块	数据元名称	值域/数据类型	数据加工类型
18.4.77	NGS/Sanger测序	*BTK*突变比例	数值	v2: NLP＋归一
18.4.78	NGS/Sanger测序	*CARD11*突变	是，否	v2: NLP＋归一
18.4.79	NGS/Sanger测序	*CARD11*突变外显子	文本	v2: NLP＋归一
18.4.80	NGS/Sanger测序	*CARD11*突变比例	数值	v2: NLP＋归一
18.4.81	NGS/Sanger测序	*CBL*突变	是，否	v2: NLP＋归一
18.4.82	NGS/Sanger测序	*CBL*突变外显子	文本	v2: NLP＋归一
18.4.83	NGS/Sanger测序	*CBL*突变比例	数值	v2: NLP＋归一
18.4.84	NGS/Sanger测序	*CBLB*突变	是，否	v2: NLP＋归一
18.4.85	NGS/Sanger测序	*CBLB*突变外显子	文本	v2: NLP＋归一
18.4.86	NGS/Sanger测序	*CBLB*突变比例	数值	v2: NLP＋归一
18.4.87	NGS/Sanger测序	*CCND1*突变	是，否	v2: NLP＋归一
18.4.88	NGS/Sanger测序	*CCND1*突变外显子	文本	v2: NLP＋归一
18.4.89	NGS/Sanger测序	*CCND1*突变比例	数值	v2: NLP＋归一
18.4.90	NGS/Sanger测序	*CCND2*突变	是，否	v2: NLP＋归一
18.4.91	NGS/Sanger测序	*CCND2*突变外显子	文本	v2: NLP＋归一
18.4.92	NGS/Sanger测序	*CCND2*突变比例	数值	v2: NLP＋归一
18.4.93	NGS/Sanger测序	*CCND3*突变	是，否	v2: NLP＋归一
18.4.94	NGS/Sanger测序	*CCND3*突变外显子	文本	v2: NLP＋归一
18.4.95	NGS/Sanger测序	*CCND3*突变比例	数值	v2: NLP＋归一
18.4.96	NGS/Sanger测序	*CCR4*突变	是，否	v2: NLP＋归一
18.4.97	NGS/Sanger测序	*CCR4*突变外显子	文本	v2: NLP＋归一
18.4.98	NGS/Sanger测序	*CCR4*突变比例	数值	v2: NLP＋归一
18.4.99	NGS/Sanger测序	*CD20*突变	是，否	v2: NLP＋归一
18.4.100	NGS/Sanger测序	*CD20*突变外显子	文本	v2: NLP＋归一
18.4.101	NGS/Sanger测序	*CD20*突变比例	数值	v2: NLP＋归一
18.4.102	NGS/Sanger测序	*CD274*突变	是，否	v2: NLP＋归一

续　表

序号	子模块	数据元名称	值域/数据类型	数据加工类型
18.4.103	NGS/Sanger测序	*CD274*突变外显子	文本	v2：NLP＋归一
18.4.104	NGS/Sanger测序	*CD274*突变比例	数值	v2：NLP＋归一
18.4.105	NGS/Sanger测序	*CD28*突变	是，否	v2：NLP＋归一
18.4.106	NGS/Sanger测序	*CD28*突变外显子	文本	v2：NLP＋归一
18.4.107	NGS/Sanger测序	*CD28*突变比例	数值	v2：NLP＋归一
18.4.108	NGS/Sanger测序	*CD58*突变	是，否	v2：NLP＋归一
18.4.109	NGS/Sanger测序	*CD58*突变外显子	文本	v2：NLP＋归一
18.4.110	NGS/Sanger测序	*CD58*突变比例	数值	v2：NLP＋归一
18.4.111	NGS/Sanger测序	*CD79A*突变	是，否	v2：NLP＋归一
18.4.112	NGS/Sanger测序	*CD79A*突变外显子	文本	v2：NLP＋归一
18.4.113	NGS/Sanger测序	*CD79A*突变比例	数值	v2：NLP＋归一
18.4.114	NGS/Sanger测序	*CD79B*突变	是，否	v2：NLP＋归一
18.4.115	NGS/Sanger测序	*CD79B*突变外显子	文本	v2：NLP＋归一
18.4.116	NGS/Sanger测序	*CD79B*突变比例	数值	v2：NLP＋归一
18.4.117	NGS/Sanger测序	*CDKN1A*突变	是，否	v2：NLP＋归一
18.4.118	NGS/Sanger测序	*CDKN1A*突变外显子	文本	v2：NLP＋归一
18.4.119	NGS/Sanger测序	*CDKN1A*突变比例	数值	v2：NLP＋归一
18.4.120	NGS/Sanger测序	*CDKN1B*突变	是，否	v2：NLP＋归一
18.4.121	NGS/Sanger测序	*CDKN1B*突变外显子	文本	v2：NLP＋归一
18.4.122	NGS/Sanger测序	*CDKN1B*突变比例	数值	v2：NLP＋归一
18.4.123	NGS/Sanger测序	*CDKN2A*突变	是，否	v2：NLP＋归一
18.4.124	NGS/Sanger测序	*CDKN2A*突变外显子	文本	v2：NLP＋归一
18.4.125	NGS/Sanger测序	*CDKN2A*突变比例	数值	v2：NLP＋归一
18.4.126	NGS/Sanger测序	*CDKN2B*突变	是，否	v2：NLP＋归一
18.4.127	NGS/Sanger测序	*CDKN2B*突变外显子	文本	v2：NLP＋归一
18.4.128	NGS/Sanger测序	*CDKN2B*突变比例	数值	v2：NLP＋归一

序号	子模块	数据元名称	值域/数据类型	数据加工类型
18.4.129	NGS/Sanger测序	*CEBPA*突变	是，否	v2：NLP＋归一
18.4.130	NGS/Sanger测序	*CEBPA*突变外显子	文本	v2：NLP＋归一
18.4.131	NGS/Sanger测序	*CEBPA*突变比例	数值	v2：NLP＋归一
18.4.132	NGS/Sanger测序	*CHD8*突变	是，否	v2：NLP＋归一
18.4.133	NGS/Sanger测序	*CHD8*突变外显子	文本	v2：NLP＋归一
18.4.134	NGS/Sanger测序	*CHD8*突变比例	数值	v2：NLP＋归一
18.4.135	NGS/Sanger测序	*CIITA*突变	是，否	v2：NLP＋归一
18.4.136	NGS/Sanger测序	*CIITA*突变外显子	文本	v2：NLP＋归一
18.4.137	NGS/Sanger测序	*CIITA*突变比例	数值	v2：NLP＋归一
18.4.138	NGS/Sanger测序	*CRLF2*突变	是，否	v2：NLP＋归一
18.4.139	NGS/Sanger测序	*CRLF2*突变外显子	文本	v2：NLP＋归一
18.4.140	NGS/Sanger测序	*CRLF2*突变比例	数值	v2：NLP＋归一
18.4.141	NGS/Sanger测序	*CREBBP*突变	是，否	v2：NLP＋归一
18.4.142	NGS/Sanger测序	*CREBBP*突变外显子	文本	v2：NLP＋归一
18.4.143	NGS/Sanger测序	*CREBBP*突变比例	数值	v2：NLP＋归一
18.4.144	NGS/Sanger测序	*CSMD1*突变	是，否	v2：NLP＋归一
18.4.145	NGS/Sanger测序	*CSMD1*突变外显子	文本	v2：NLP＋归一
18.4.146	NGS/Sanger测序	*CSMD1*突变比例	数值	v2：NLP＋归一
18.4.147	NGS/Sanger测序	*CTCF*突变	是，否	v2：NLP＋归一
18.4.148	NGS/Sanger测序	*CTCF*突变外显子	文本	v2：NLP＋归一
18.4.149	NGS/Sanger测序	*CTCF*突变比例	数值	v2：NLP＋归一
18.4.150	NGS/Sanger测序	*CTLA4*突变	是，否	v2：NLP＋归一
18.4.151	NGS/Sanger测序	*CTLA4*突变外显子	文本	v2：NLP＋归一
18.4.152	NGS/Sanger测序	*CTLA4*突变比例	数值	v2：NLP＋归一
18.4.153	NGS/Sanger测序	*CXCR4*突变	是，否	v2：NLP＋归一
18.4.154	NGS/Sanger测序	*CXCR4*突变外显子	文本	v2：NLP＋归一

续　表

序号	子模块	数据元名称	值域/数据类型	数据加工类型
18.4.155	NGS/Sanger 测序	*CXCR4* 突变比例	数值	v2：NLP＋归一
18.4.156	NGS/Sanger 测序	*CXCR5* 突变	是，否	v2：NLP＋归一
18.4.157	NGS/Sanger 测序	*CXCR5* 突变外显子	文本	v2：NLP＋归一
18.4.158	NGS/Sanger 测序	*CXCR5* 突变比例	数值	v2：NLP＋归一
18.4.159	NGS/Sanger 测序	*CYLD* 突变	是，否	v2：NLP＋归一
18.4.160	NGS/Sanger 测序	*CYLD* 突变外显子	文本	v2：NLP＋归一
18.4.161	NGS/Sanger 测序	*CYLD* 突变比例	数值	v2：NLP＋归一
18.4.162	NGS/Sanger 测序	*DDX3X* 突变	是，否	v2：NLP＋归一
18.4.163	NGS/Sanger 测序	*DDX3X* 突变外显子	文本	v2：NLP＋归一
18.4.164	NGS/Sanger 测序	*DDX3X* 突变比例	数值	v2：NLP＋归一
18.4.165	NGS/Sanger 测序	*DNMT3A* 突变	是，否	v2：NLP＋归一
18.4.166	NGS/Sanger 测序	*DNMT3A* 突变外显子	文本	v2：NLP＋归一
18.4.167	NGS/Sanger 测序	*DNMT3A* 突变比例	数值	v2：NLP＋归一
18.4.168	NGS/Sanger 测序	*DNMT3B* 突变	是，否	v2：NLP＋归一
18.4.169	NGS/Sanger 测序	*DNMT3B* 突变外显子	文本	v2：NLP＋归一
18.4.170	NGS/Sanger 测序	*DNMT3B* 突变比例	数值	v2：NLP＋归一
18.4.171	NGS/Sanger 测序	*DUSP22* 突变	是，否	v2：NLP＋归一
18.4.172	NGS/Sanger 测序	*DUSP22* 突变外显子	文本	v2：NLP＋归一
18.4.173	NGS/Sanger 测序	*DUSP22* 突变比例	数值	v2：NLP＋归一
18.4.174	NGS/Sanger 测序	*EBF1* 突变	是，否	v2：NLP＋归一
18.4.175	NGS/Sanger 测序	*EBF1* 突变外显子	文本	v2：NLP＋归一
18.4.176	NGS/Sanger 测序	*EBF1* 突变比例	数值	v2：NLP＋归一
18.4.177	NGS/Sanger 测序	*EGFR* 突变	是，否	v2：NLP＋归一
18.4.178	NGS/Sanger 测序	*EGFR* 突变外显子	文本	v2：NLP＋归一
18.4.179	NGS/Sanger 测序	*EGFR* 突变比例	数值	v2：NLP＋归一

序号	子模块	数据元名称	值域/数据类型	数据加工类型
18.4.180	NGS/Sanger测序	*EP300*突变	是，否	v2：NLP＋归一
18.4.181	NGS/Sanger测序	*EP300*突变外显子	文本	v2：NLP＋归一
18.4.182	NGS/Sanger测序	*EP300*突变比例	数值	v2：NLP＋归一
18.4.183	NGS/Sanger测序	*EPHA7*突变	是，否	v2：NLP＋归一
18.4.184	NGS/Sanger测序	*EPHA7*突变外显子	文本	v2：NLP＋归一
18.4.185	NGS/Sanger测序	*EPHA7*突变比例	数值	v2：NLP＋归一
18.4.186	NGS/Sanger测序	*ERBB4*突变	是，否	v2：NLP＋归一
18.4.187	NGS/Sanger测序	*ERBB4*突变外显子	文本	v2：NLP＋归一
18.4.188	NGS/Sanger测序	*ERBB4*突变比例	数值	v2：NLP＋归一
18.4.189	NGS/Sanger测序	*ERG*突变	是，否	v2：NLP＋归一
18.4.190	NGS/Sanger测序	*ERG*突变外显子	文本	v2：NLP＋归一
18.4.191	NGS/Sanger测序	*ERG*突变比例	数值	v2：NLP＋归一
18.4.192	NGS/Sanger测序	*ETV6*突变	是，否	v2：NLP＋归一
18.4.193	NGS/Sanger测序	*ETV6*突变外显子	文本	v2：NLP＋归一
18.4.194	NGS/Sanger测序	*ETV6*突变比例	数值	v2：NLP＋归一
18.4.195	NGS/Sanger测序	*EZH2*突变	是，否	v2：NLP＋归一
18.4.196	NGS/Sanger测序	*EZH2*突变外显子	文本	v2：NLP＋归一
18.4.197	NGS/Sanger测序	*EZH2*突变比例	数值	v2：NLP＋归一
18.4.198	NGS/Sanger测序	*FAS*突变	是，否	v2：NLP＋归一
18.4.199	NGS/Sanger测序	*FAS*突变外显子	文本	v2：NLP＋归一
18.4.200	NGS/Sanger测序	*FAS*突变比例	数值	v2：NLP＋归一
18.4.201	NGS/Sanger测序	*FAT1*突变	是，否	v2：NLP＋归一
18.4.202	NGS/Sanger测序	*FAT1*突变外显子	文本	v2：NLP＋归一
18.4.203	NGS/Sanger测序	*FAT1*突变比例	数值	v2：NLP＋归一
18.4.204	NGS/Sanger测序	*FBXW7*突变	是，否	v2：NLP＋归一
18.4.205	NGS/Sanger测序	*FBXW7*突变外显子	文本	v2：NLP＋归一

续　表

序号	子模块	数据元名称	值域/数据类型	数据加工类型
18.4.206	NGS/Sanger测序	*FBXW7*突变比例	数值	v2：NLP＋归一
18.4.207	NGS/Sanger测序	*FAS*突变	是，否	v2：NLP＋归一
18.4.208	NGS/Sanger测序	*FAS*突变外显子	文本	v2：NLP＋归一
18.4.209	NGS/Sanger测序	*FAS*突变比例	数值	v2：NLP＋归一
18.4.210	NGS/Sanger测序	*FAT1*突变	是，否	v2：NLP＋归一
18.4.211	NGS/Sanger测序	*FAT1*突变外显子	文本	v2：NLP＋归一
18.4.212	NGS/Sanger测序	*FAT1*突变比例	数值	v2：NLP＋归一
18.4.213	NGS/Sanger测序	*FBXW7*突变	是，否	v2：NLP＋归一
18.4.214	NGS/Sanger测序	*FBXW7*突变外显子	文本	v2：NLP＋归一
18.4.215	NGS/Sanger测序	*FBWX7*突变比例	数值	v2：NLP＋归一
18.4.216	NGS/Sanger测序	*FGFR1*突变	是，否	v2：NLP＋归一
18.4.217	NGS/Sanger测序	*FGFR1*突变外显子	文本	v2：NLP＋归一
18.4.218	NGS/Sanger测序	*FGFR1*突变比例	数值	v2：NLP＋归一
18.4.219	NGS/Sanger测序	*FGFR2*突变	是，否	v2：NLP＋归一
18.4.220	NGS/Sanger测序	*FGFR2*突变外显子	文本	v2：NLP＋归一
18.4.221	NGS/Sanger测序	*FGFR2*突变比例	数值	v2：NLP＋归一
18.4.222	NGS/Sanger测序	*FGFR3*突变	是，否	v2：NLP＋归一
18.4.223	NGS/Sanger测序	*FGFR3*突变外显子	文本	v2：NLP＋归一
18.4.224	NGS/Sanger测序	*FGFR3*突变比例	数值	v2：NLP＋归一
18.4.225	NGS/Sanger测序	*FOXO1*突变	是，否	v2：NLP＋归一
18.4.226	NGS/Sanger测序	*FOXO1*突变外显子	文本	v2：NLP＋归一
18.4.227	NGS/Sanger测序	*FOXO1*突变比例	数值	v2：NLP＋归一
18.4.228	NGS/Sanger测序	*FOXO3*突变	是，否	v2：NLP＋归一
18.4.229	NGS/Sanger测序	*FOXO3*突变外显子	文本	v2：NLP＋归一
18.4.230	NGS/Sanger测序	*FOXO3*突变比例	数值	v2：NLP＋归一
18.4.231	NGS/Sanger测序	*GATA3*突变	是，否	v2：NLP＋归一

序号	子模块	数据元名称	值域/数据类型	数据加工类型
18.4.232	NGS/Sanger测序	*GATA3*突变外显子	文本	v2：NLP＋归一
18.4.233	NGS/Sanger测序	*GATA3*突变比例	数值	v2：NLP＋归一
18.4.234	NGS/Sanger测序	*GNA13*突变	是，否	v2：NLP＋归一
18.4.235	NGS/Sanger测序	*GNA13*突变外显子	文本	v2：NLP＋归一
18.4.236	NGS/Sanger测序	*GNA13*突变比例	数值	v2：NLP＋归一
18.4.237	NGS/Sanger测序	*GNAS*突变	是，否	v2：NLP＋归一
18.4.238	NGS/Sanger测序	*GNAS*突变外显子	文本	v2：NLP＋归一
18.4.239	NGS/Sanger测序	*GNAS*突变比例	数值	v2：NLP＋归一
18.4.240	NGS/Sanger测序	*HRAS*突变	是，否	v2：NLP＋归一
18.4.241	NGS/Sanger测序	*HRAS*突变外显子	文本	v2：NLP＋归一
18.4.242	NGS/Sanger测序	*HRAS*突变比例	数值	v2：NLP＋归一
18.4.243	NGS/Sanger测序	*ID3*突变	是，否	v2：NLP＋归一
18.4.244	NGS/Sanger测序	*ID3*突变外显子	文本	v2：NLP＋归一
18.4.245	NGS/Sanger测序	*ID3*突变比例	数值	v2：NLP＋归一
18.4.246	NGS/Sanger测序	*IDH1*突变	是，否	v2：NLP＋归一
18.4.247	NGS/Sanger测序	*IDH1*突变外显子	文本	v2：NLP＋归一
18.4.248	NGS/Sanger测序	*IDH1*突变比例	数值	v2：NLP＋归一
18.4.249	NGS/Sanger测序	*IDH2*突变	是，否	v2：NLP＋归一
18.4.250	NGS/Sanger测序	*IDH2*突变外显子	文本	v2：NLP＋归一
18.4.251	NGS/Sanger测序	*IDH2*突变比例	数值	v2：NLP＋归一
18.4.252	NGS/Sanger测序	*IGLL5*突变	是，否	v2：NLP＋归一
18.4.253	NGS/Sanger测序	*IGLL5*突变外显子	文本	v2：NLP＋归一
18.4.254	NGS/Sanger测序	*IGLL5*突变比例	数值	v2：NLP＋归一
18.4.255	NGS/Sanger测序	*IKZF1*突变	是，否	v2：NLP＋归一
18.4.256	NGS/Sanger测序	*IKZF1*突变外显子	文本	v2：NLP＋归一
18.4.257	NGS/Sanger测序	*IKZF1*突变比例	数值	v2：NLP＋归一

续　表

序号	子模块	数据元名称	值域/数据类型	数据加工类型
18.4.258	NGS/Sanger测序	*IL7R*突变	是，否	v2：NLP＋归一
18.4.259	NGS/Sanger测序	*IL7R*突变外显子	文本	v2：NLP＋归一
18.4.260	NGS/Sanger测序	*IL7R*突变比例	数值	v2：NLP＋归一
18.4.261	NGS/Sanger测序	*IRF4*突变	是，否	v2：NLP＋归一
18.4.262	NGS/Sanger测序	*IRF4*突变外显子	文本	v2：NLP＋归一
18.4.263	NGS/Sanger测序	*IRF4*突变比例	数值	v2：NLP＋归一
18.4.264	NGS/Sanger测序	*IRF8*突变	是，否	v2：NLP＋归一
18.4.265	NGS/Sanger测序	*IRF8*突变外显子	文本	v2：NLP＋归一
18.4.266	NGS/Sanger测序	*IRF8*突变比例	数值	v2：NLP＋归一
18.4.267	NGS/Sanger测序	*ITK*突变	是，否	v2：NLP＋归一
18.4.268	NGS/Sanger测序	*ITK*突变外显子	文本	v2：NLP＋归一
18.4.269	NGS/Sanger测序	*ITK*突变比例	数值	v2：NLP＋归一
18.4.270	NGS/Sanger测序	*JAK1*突变	是，否	v2：NLP＋归一
18.4.271	NGS/Sanger测序	*JAK1*突变外显子	文本	v2：NLP＋归一
18.4.272	NGS/Sanger测序	*JAK1*突变比例	数值	v2：NLP＋归一
18.4.273	NGS/Sanger测序	*JAK2*突变	是，否	v2：NLP＋归一
18.4.274	NGS/Sanger测序	*JAK2*突变外显子	文本	v2：NLP＋归一
18.4.275	NGS/Sanger测序	*JAK2*突变比例	数值	v2：NLP＋归一
18.4.276	NGS/Sanger测序	*JAK3*突变	是，否	v2：NLP＋归一
18.4.277	NGS/Sanger测序	*JAK3*突变外显子	文本	v2：NLP＋归一
18.4.278	NGS/Sanger测序	*JAK3*突变比例	数值	v2：NLP＋归一
18.4.279	NGS/Sanger测序	*KDM6A*突变	是，否	v2：NLP＋归一
18.4.280	NGS/Sanger测序	*KDM6A*突变外显子	文本	v2：NLP＋归一
18.4.281	NGS/Sanger测序	*KDM6A*突变比例	数值	v2：NLP＋归一
18.4.282	NGS/Sanger测序	*KIT*突变	是，否	v2：NLP＋归一
18.4.283	NGS/Sanger测序	*KIT*突变外显子	文本	v2：NLP＋归一

续　表

序号	子模块	数据元名称	值域/数据类型	数据加工类型
18.4.284	NGS/Sanger测序	KIT突变比例	数值	v2：NLP＋归一
18.4.285	NGS/Sanger测序	KLF2突变	是，否	v2：NLP＋归一
18.4.286	NGS/Sanger测序	KLF2突变外显子	文本	v2：NLP＋归一
18.4.287	NGS/Sanger测序	KLF2突变比例	数值	v2：NLP＋归一
18.4.288	NGS/Sanger测序	KLHL6突变	是，否	v2：NLP＋归一
18.4.289	NGS/Sanger测序	KLHL6突变外显子	文本	v2：NLP＋归一
18.4.290	NGS/Sanger测序	KLHL6突变比例	数值	v2：NLP＋归一
18.4.291	NGS/Sanger测序	KMT2A突变	是，否	v2：NLP＋归一
18.4.292	NGS/Sanger测序	KMT2A突变外显子	文本	v2：NLP＋归一
18.4.293	NGS/Sanger测序	KMT2A突变比例	数值	v2：NLP＋归一
18.4.294	NGS/Sanger测序	KMT2C突变	是，否	v2：NLP＋归一
18.4.295	NGS/Sanger测序	KMT2C突变外显子	文本	v2：NLP＋归一
18.4.296	NGS/Sanger测序	KMT2C突变比例	数值	v2：NLP＋归一
18.4.297	NGS/Sanger测序	KMT2D突变	是，否	v2：NLP＋归一
18.4.298	NGS/Sanger测序	KMT2D突变外显子	文本	v2：NLP＋归一
18.4.299	NGS/Sanger测序	KMT2D突变比例	数值	v2：NLP＋归一
18.4.300	NGS/Sanger测序	KRAS突变	是，否	v2：NLP＋归一
18.4.301	NGS/Sanger测序	KRAS突变外显子	文本	v2：NLP＋归一
18.4.302	NGS/Sanger测序	KRAS突变比例	数值	v2：NLP＋归一
18.4.303	NGS/Sanger测序	LYN突变	是，否	v2：NLP＋归一
18.4.304	NGS/Sanger测序	LYN突变外显子	文本	v2：NLP＋归一
18.4.305	NGS/Sanger测序	LYN突变比例	数值	v2：NLP＋归一
18.4.306	NGS/Sanger测序	MALT1突变	是，否	v2：NLP＋归一
18.4.307	NGS/Sanger测序	MALT1突变外显子	文本	v2：NLP＋归一
18.4.308	NGS/Sanger测序	MALT1突变比例	数值	v2：NLP＋归一
18.4.309	NGS/Sanger测序	MAP2K1突变	是，否	v2：NLP＋归一

续　表

序号	子模块	数据元名称	值域/数据类型	数据加工类型
18.4.310	NGS/Sanger测序	*MAP2K1*突变外显子	文本	v2：NLP＋归一
18.4.311	NGS/Sanger测序	*MAP2K1*突变比例	数值	v2：NLP＋归一
18.4.312	NGS/Sanger测序	*MAPK1*突变	是，否	v2：NLP＋归一
18.4.313	NGS/Sanger测序	*MAPK1*突变外显子	文本	v2：NLP＋归一
18.4.314	NGS/Sanger测序	*MAPK1*突变比例	数值	v2：NLP＋归一
18.4.315	NGS/Sanger测序	*MDM2*突变	是，否	v2：NLP＋归一
18.4.316	NGS/Sanger测序	*MDM2*突变外显子	文本	v2：NLP＋归一
18.4.317	NGS/Sanger测序	*MDM2*突变比例	数值	v2：NLP＋归一
18.4.318	NGS/Sanger测序	*MED12*突变	是，否	v2：NLP＋归一
18.4.319	NGS/Sanger测序	*MED12*突变外显子	文本	v2：NLP＋归一
18.4.320	NGS/Sanger测序	*MED12*突变比例	数值	v2：NLP＋归一
18.4.321	NGS/Sanger测序	*MEF2B*突变	是，否	v2：NLP＋归一
18.4.322	NGS/Sanger测序	*MEF2B*突变外显子	文本	v2：NLP＋归一
18.4.323	NGS/Sanger测序	*MEF2B*突变比例	数值	v2：NLP＋归一
18.4.324	NGS/Sanger测序	*MET*突变	是，否	v2：NLP＋归一
18.4.325	NGS/Sanger测序	*MET*突变外显子	文本	v2：NLP＋归一
18.4.326	NGS/Sanger测序	*MET*突变比例	数值	v2：NLP＋归一
18.4.327	NGS/Sanger测序	*MLH1*突变	是，否	v2：NLP＋归一
18.4.328	NGS/Sanger测序	*MLH1*突变外显子	文本	v2：NLP＋归一
18.4.329	NGS/Sanger测序	*MLH1*突变比例	数值	v2：NLP＋归一
18.4.330	NGS/Sanger测序	*MSH6*突变	是，否	v2：NLP＋归一
18.4.331	NGS/Sanger测序	*MSH6*突变外显子	文本	v2：NLP＋归一
18.4.332	NGS/Sanger测序	*MSH6*突变比例	数值	v2：NLP＋归一
18.4.333	NGS/Sanger测序	*MTOR*突变	是，否	v2：NLP＋归一
18.4.334	NGS/Sanger测序	*MTOR*突变外显子	文本	v2：NLP＋归一
18.4.335	NGS/Sanger测序	*MTOR*突变比例	数值	v2：NLP＋归一

续　表

序号	子模块	数据元名称	值域/数据类型	数据加工类型
18.4.336	NGS/Sanger测序	*MUC16*突变	是，否	v2：NLP＋归一
18.4.337	NGS/Sanger测序	*MUC16*突变外显子	文本	v2：NLP＋归一
18.4.338	NGS/Sanger测序	*MUC16*突变比例	数值	v2：NLP＋归一
18.4.339	NGS/Sanger测序	*MYC*突变	是，否	v2：NLP＋归一
18.4.340	NGS/Sanger测序	*MYC*突变外显子	文本	v2：NLP＋归一
18.4.341	NGS/Sanger测序	*MYC*突变比例	数值	v2：NLP＋归一
18.4.342	NGS/Sanger测序	*MYD88*突变	是，否	v2：NLP＋归一
18.4.343	NGS/Sanger测序	*MYD88*突变外显子	文本	v2：NLP＋归一
18.4.344	NGS/Sanger测序	*MYD88*突变比例	数值	v2：NLP＋归一
18.4.345	NGS/Sanger测序	*MYOM2*突变	是，否	v2：NLP＋归一
18.4.346	NGS/Sanger测序	*MYOM2*突变外显子	文本	v2：NLP＋归一
18.4.347	NGS/Sanger测序	*MYOM2*突变比例	数值	v2：NLP＋归一
18.4.348	NGS/Sanger测序	*NCOR2*突变	是，否	v2：NLP＋归一
18.4.349	NGS/Sanger测序	*NCOR2*突变外显子	文本	v2：NLP＋归一
18.4.350	NGS/Sanger测序	*NCOR2*突变比例	数值	v2：NLP＋归一
18.4.351	NGS/Sanger测序	*NF1*突变	是，否	v2：NLP＋归一
18.4.352	NGS/Sanger测序	*NF1*突变外显子	文本	v2：NLP＋归一
18.4.353	NGS/Sanger测序	*NF1*突变比例	数值	v2：NLP＋归一
18.4.354	NGS/Sanger测序	*NFKB2*突变	是，否	v2：NLP＋归一
18.4.355	NGS/Sanger测序	*NFKB2*突变外显子	文本	v2：NLP＋归一
18.4.356	NGS/Sanger测序	*NFKB2*突变比例	数值	v2：NLP＋归一
18.4.357	NGS/Sanger测序	*NFKBIE*突变	是，否	v2：NLP＋归一
18.4.358	NGS/Sanger测序	*NFKBIE*突变外显子	文本	v2：NLP＋归一
18.4.359	NGS/Sanger测序	*NFKBIE*突变比例	数值	v2：NLP＋归一
18.4.360	NGS/Sanger测序	*NOTCH1*突变	是，否	v2：NLP＋归一
18.4.361	NGS/Sanger测序	*NOTCH1*突变外显子	文本	v2：NLP＋归一

续　表

序号	子模块	数据元名称	值域/数据类型	数据加工类型
18.4.362	NGS/Sanger测序	*NOTCH1*突变比例	数值	v2：NLP＋归一
18.4.363	NGS/Sanger测序	*NOTCH2*突变	是，否	v2：NLP＋归一
18.4.364	NGS/Sanger测序	*NOTCH2*突变外显子	文本	v2：NLP＋归一
18.4.365	NGS/Sanger测序	*NOTCH2*突变比例	数值	v2：NLP＋归一
18.4.366	NGS/Sanger测序	*NRAS*突变	是，否	v2：NLP＋归一
18.4.367	NGS/Sanger测序	*NRAS*突变外显子	文本	v2：NLP＋归一
18.4.368	NGS/Sanger测序	*NRAS*突变比例	数值	v2：NLP＋归一
18.4.369	NGS/Sanger测序	*NT5C2*突变	是，否	v2：NLP＋归一
18.4.370	NGS/Sanger测序	*NT5C2*突变外显子	文本	v2：NLP＋归一
18.4.371	NGS/Sanger测序	*NT5C2*突变比例	数值	v2：NLP＋归一
18.4.372	NGS/Sanger测序	*NTRK1*突变	是，否	v2：NLP＋归一
18.4.373	NGS/Sanger测序	*NTRK1*突变外显子	文本	v2：NLP＋归一
18.4.374	NGS/Sanger测序	*NTRK1*突变比例	数值	v2：NLP＋归一
18.4.375	NGS/Sanger测序	*NTRK2*突变	是，否	v2：NLP＋归一
18.4.376	NGS/Sanger测序	*NTRK2*突变外显子	文本	v2：NLP＋归一
18.4.377	NGS/Sanger测序	*NTRK2*突变比例	数值	v2：NLP＋归一
18.4.378	NGS/Sanger测序	*NTRK3*突变	是，否	v2：NLP＋归一
18.4.379	NGS/Sanger测序	*NTRK3*突变外显子	文本	v2：NLP＋归一
18.4.380	NGS/Sanger测序	*NTRK3*突变比例	数值	v2：NLP＋归一
18.4.381	NGS/Sanger测序	*P2RY8*突变	是，否	v2：NLP＋归一
18.4.382	NGS/Sanger测序	*P2RY8*突变外显子	文本	v2：NLP＋归一
18.4.383	NGS/Sanger测序	*P2RY8*突变比例	数值	v2：NLP＋归一
18.4.384	NGS/Sanger测序	*PAX5*突变	是，否	v2：NLP＋归一
18.4.385	NGS/Sanger测序	*PAX5*突变外显子	文本	v2：NLP＋归一
18.4.386	NGS/Sanger测序	*PAX5*突变比例	数值	v2：NLP＋归一
18.4.387	NGS/Sanger测序	*PCLO*突变	是，否	v2：NLP＋归一

序号	子模块	数据元名称	值域/数据类型	数据加工类型
18.4.388	NGS/Sanger测序	*PCLO*突变外显子	文本	v2：NLP＋归一
18.4.389	NGS/Sanger测序	*PCLO*突变比例	数值	v2：NLP＋归一
18.4.390	NGS/Sanger测序	*PDCD1LG*突变	是，否	v2：NLP＋归一
18.4.391	NGS/Sanger测序	*PDCD1LG*突变外显子	文本	v2：NLP＋归一
18.4.392	NGS/Sanger测序	*PDCD1LG*突变比例	数值	v2：NLP＋归一
18.4.393	NGS/Sanger测序	*PDGFRA*突变	是，否	v2：NLP＋归一
18.4.394	NGS/Sanger测序	*PDGFRA*突变外显子	文本	v2：NLP＋归一
18.4.395	NGS/Sanger测序	*PDGFRA*突变比例	数值	v2：NLP＋归一
18.4.396	NGS/Sanger测序	*PDGFRB*突变	是，否	v2：NLP＋归一
18.4.397	NGS/Sanger测序	*PDGFRB*突变外显子	文本	v2：NLP＋归一
18.4.398	NGS/Sanger测序	*PDGFRB*突变比例	数值	v2：NLP＋归一
18.4.399	NGS/Sanger测序	*PHF6*突变	是，否	v2：NLP＋归一
18.4.400	NGS/Sanger测序	*PHF6*突变外显子	文本	v2：NLP＋归一
18.4.401	NGS/Sanger测序	*PHF6*突变比例	数值	v2：NLP＋归一
18.4.402	NGS/Sanger测序	*PIK3CA*突变	是，否	v2：NLP＋归一
18.4.403	NGS/Sanger测序	*PIK3CA*突变外显子	文本	v2：NLP＋归一
18.4.404	NGS/Sanger测序	*PIK3CA*突变比例	数值	v2：NLP＋归一
18.4.405	NGS/Sanger测序	*PIM1*突变	是，否	v2：NLP＋归一
18.4.406	NGS/Sanger测序	*PIM1*突变外显子	文本	v2：NLP＋归一
18.4.407	NGS/Sanger测序	*PIM1*突变比例	数值	v2：NLP＋归一
18.4.408	NGS/Sanger测序	*PLCG1*突变	是，否	v2：NLP＋归一
18.4.409	NGS/Sanger测序	*PLCG1*突变外显子	文本	v2：NLP＋归一
18.4.410	NGS/Sanger测序	*PLCG1*突变比例	数值	v2：NLP＋归一
18.4.411	NGS/Sanger测序	*PLCG2*突变	是，否	v2：NLP＋归一
18.4.412	NGS/Sanger测序	*PLCG2*突变外显子	文本	v2：NLP＋归一

续　表

序号	子模块	数据元名称	值域/数据类型	数据加工类型
18.4.413	NGS/Sanger测序	PLCG2突变比例	数值	v2：NLP＋归一
18.4.414	NGS/Sanger测序	PMS2突变	是，否	v2：NLP＋归一
18.4.415	NGS/Sanger测序	PMS2突变外显子	文本	v2：NLP＋归一
18.4.416	NGS/Sanger测序	PMS2突变比例	数值	v2：NLP＋归一
18.4.417	NGS/Sanger测序	POT1突变	是，否	v2：NLP＋归一
18.4.418	NGS/Sanger测序	POT1突变外显子	文本	v2：NLP＋归一
18.4.419	NGS/Sanger测序	POT1突变比例	数值	v2：NLP＋归一
18.4.420	NGS/Sanger测序	PRDM1突变	是，否	v2：NLP＋归一
18.4.421	NGS/Sanger测序	PRDM1突变外显子	文本	v2：NLP＋归一
18.4.422	NGS/Sanger测序	PRDM1突变比例	数值	v2：NLP＋归一
18.4.423	NGS/Sanger测序	PRKCB突变	是，否	v2：NLP＋归一
18.4.424	NGS/Sanger测序	PRKCB突变外显子	文本	v2：NLP＋归一
18.4.425	NGS/Sanger测序	PRKCB突变比例	数值	v2：NLP＋归一
18.4.426	NGS/Sanger测序	PS6K突变	是，否	v2：NLP＋归一
18.4.427	NGS/Sanger测序	PS6K突变外显子	文本	v2：NLP＋归一
18.4.428	NGS/Sanger测序	PS6K突变比例	数值	v2：NLP＋归一
18.4.429	NGS/Sanger测序	PTEN突变	是，否	v2：NLP＋归一
18.4.430	NGS/Sanger测序	PTEN突变外显子	文本	v2：NLP＋归一
18.4.431	NGS/Sanger测序	PTEN突变比例	数值	v2：NLP＋归一
18.4.432	NGS/Sanger测序	PTPN1突变	是，否	v2：NLP＋归一
18.4.433	NGS/Sanger测序	PTPN1突变外显子	文本	v2：NLP＋归一
18.4.434	NGS/Sanger测序	PTPN1突变比例	数值	v2：NLP＋归一
18.4.435	NGS/Sanger测序	PTPRD突变	是，否	v2：NLP＋归一
18.4.436	NGS/Sanger测序	PTPRD突变外显子	文本	v2：NLP＋归一
18.4.437	NGS/Sanger测序	PTPRD突变比例	数值	v2：NLP＋归一
18.4.438	NGS/Sanger测序	PTPRT突变	是，否	v2：NLP＋归一

序号	子模块	数据元名称	值域/数据类型	数据加工类型
18.4.439	NGS/Sanger测序	*PTPRT*突变外显子	文本	v2：NLP＋归一
18.4.440	NGS/Sanger测序	*PTPRT*突变比例	数值	v2：NLP＋归一
18.4.441	NGS/Sanger测序	*RB1*突变	是，否	v2：NLP＋归一
18.4.442	NGS/Sanger测序	*RB1*突变外显子	文本	v2：NLP＋归一
18.4.443	NGS/Sanger测序	*RB1*突变比例	数值	v2：NLP＋归一
18.4.444	NGS/Sanger测序	*REL*突变	是，否	v2：NLP＋归一
18.4.445	NGS/Sanger测序	*REL*突变外显子	文本	v2：NLP＋归一
18.4.446	NGS/Sanger测序	*REL*突变比例	数值	v2：NLP＋归一
18.4.447	NGS/Sanger测序	*RELN*突变	是，否	v2：NLP＋归一
18.4.448	NGS/Sanger测序	*RELN*突变外显子	文本	v2：NLP＋归一
18.4.449	NGS/Sanger测序	*RELN*突变比例	数值	v2：NLP＋归一
18.4.450	NGS/Sanger测序	*RHOA*突变	是，否	v2：NLP＋归一
18.4.451	NGS/Sanger测序	*RHOA*突变外显子	文本	v2：NLP＋归一
18.4.452	NGS/Sanger测序	*RHOA*突变比例	数值	v2：NLP＋归一
18.4.453	NGS/Sanger测序	*ROBO2*突变	是，否	v2：NLP＋归一
18.4.454	NGS/Sanger测序	*ROBO2*突变外显子	文本	v2：NLP＋归一
18.4.455	NGS/Sanger测序	*ROBO2*突变比例	数值	v2：NLP＋归一
18.4.456	NGS/Sanger测序	*ROS1*突变	是，否	v2：NLP＋归一
18.4.457	NGS/Sanger测序	*ROS1*突变外显子	文本	v2：NLP＋归一
18.4.458	NGS/Sanger测序	*ROS1*突变比例	数值	v2：NLP＋归一
18.4.459	NGS/Sanger测序	*RUNX1*突变	是，否	v2：NLP＋归一
18.4.460	NGS/Sanger测序	*RUNX1*突变外显子	文本	v2：NLP＋归一
18.4.461	NGS/Sanger测序	*RUNX1*突变比例	数值	v2：NLP＋归一
18.4.462	NGS/Sanger测序	*SETD2*突变	是，否	v2：NLP＋归一
18.4.463	NGS/Sanger测序	*SETD2*突变外显子	文本	v2：NLP＋归一
18.4.464	NGS/Sanger测序	*SETD2*突变比例	数值	v2：NLP＋归一

续　表

序号	子模块	数据元名称	值域/数据类型	数据加工类型
18.4.465	NGS/Sanger测序	*SF3B1*突变	是，否	v2：NLP＋归一
18.4.466	NGS/Sanger测序	*SF3B1*突变外显子	文本	v2：NLP＋归一
18.4.467	NGS/Sanger测序	*SF3B1*突变比例	数值	v2：NLP＋归一
18.4.468	NGS/Sanger测序	*SGK1*突变	是，否	v2：NLP＋归一
18.4.469	NGS/Sanger测序	*SGK1*突变外显子	文本	v2：NLP＋归一
18.4.470	NGS/Sanger测序	*SGK1*突变比例	数值	v2：NLP＋归一
18.4.471	NGS/Sanger测序	*SMARCA2*突变	是，否	v2：NLP＋归一
18.4.472	NGS/Sanger测序	*SMARCA2*突变外显子	文本	v2：NLP＋归一
18.4.473	NGS/Sanger测序	*SMARCA2*突变比例	数值	v2：NLP＋归一
18.4.474	NGS/Sanger测序	*SMARCA4*突变	是，否	v2：NLP＋归一
18.4.475	NGS/Sanger测序	*SMARCA4*突变外显子	文本	v2：NLP＋归一
18.4.476	NGS/Sanger测序	*SMARCA4*突变比例	数值	v2：NLP＋归一
18.4.477	NGS/Sanger测序	*SMC1A*突变	是，否	v2：NLP＋归一
18.4.478	NGS/Sanger测序	*SMC1A*突变外显子	文本	v2：NLP＋归一
18.4.479	NGS/Sanger测序	*SMC1A*突变比例	数值	v2：NLP＋归一
18.4.480	NGS/Sanger测序	*SMO*突变	是，否	v2：NLP＋归一
18.4.481	NGS/Sanger测序	*SMO*突变外显子	文本	v2：NLP＋归一
18.4.482	NGS/Sanger测序	*SMO*突变比例	数值	v2：NLP＋归一
18.4.483	NGS/Sanger测序	*SOCS1*突变	是，否	v2：NLP＋归一
18.4.484	NGS/Sanger测序	*SOCS1*突变外显子	文本	v2：NLP＋归一
18.4.485	NGS/Sanger测序	*SOCS1*突变比例	数值	v2：NLP＋归一
18.4.486	NGS/Sanger测序	*SPEN*突变	是，否	v2：NLP＋归一
18.4.487	NGS/Sanger测序	*SPEN*突变外显子	文本	v2：NLP＋归一
18.4.488	NGS/Sanger测序	*SPEN*突变比例	数值	v2：NLP＋归一
18.4.489	NGS/Sanger测序	*STAT1*突变	是，否	v2：NLP＋归一

序号	子模块	数据元名称	值域/数据类型	数据加工类型
18.4.490	NGS/Sanger测序	*STAT1*突变外显子	文本	v2：NLP＋归一
18.4.491	NGS/Sanger测序	*STAT1*突变比例	数值	v2：NLP＋归一
18.4.492	NGS/Sanger测序	*STAT3*突变	是，否	v2：NLP＋归一
18.4.493	NGS/Sanger测序	*STAT3*突变外显子	文本	v2：NLP＋归一
18.4.494	NGS/Sanger测序	*STAT3*突变比例	数值	v2：NLP＋归一
18.4.495	NGS/Sanger测序	*STAT5B*突变	是，否	v2：NLP＋归一
18.4.496	NGS/Sanger测序	*STAT5B*突变外显子	文本	v2：NLP＋归一
18.4.497	NGS/Sanger测序	*STAT5B*突变比例	数值	v2：NLP＋归一
18.4.498	NGS/Sanger测序	*STAT6*突变	是，否	v2：NLP＋归一
18.4.499	NGS/Sanger测序	*STAT6*突变外显子	文本	v2：NLP＋归一
18.4.500	NGS/Sanger测序	*STAT6*突变比例	数值	v2：NLP＋归一
18.4.501	NGS/Sanger测序	*SUZ12*突变	是，否	v2：NLP＋归一
18.4.502	NGS/Sanger测序	*SUZ12*突变外显子	文本	v2：NLP＋归一
18.4.503	NGS/Sanger测序	*SUZ12*突变比例	数值	v2：NLP＋归一
18.4.504	NGS/Sanger测序	*SYK*突变	是，否	v2：NLP＋归一
18.4.505	NGS/Sanger测序	*SYK*突变外显子	文本	v2：NLP＋归一
18.4.506	NGS/Sanger测序	*SYK*突变比例	数值	v2：NLP＋归一
18.4.507	NGS/Sanger测序	*TAL1*突变	是，否	v2：NLP＋归一
18.4.508	NGS/Sanger测序	*TAL1*突变外显子	文本	v2：NLP＋归一
18.4.509	NGS/Sanger测序	*TAL1*突变比例	数值	v2：NLP＋归一
18.4.510	NGS/Sanger测序	*TBL1XR1*突变	是，否	v2：NLP＋归一
18.4.511	NGS/Sanger测序	*TBL1XR1*突变外显子	文本	v2：NLP＋归一
18.4.512	NGS/Sanger测序	*TBL1XR1*突变比例	数值	v2：NLP＋归一
18.4.513	NGS/Sanger测序	*TCF3*突变	是，否	v2：NLP＋归一
18.4.514	NGS/Sanger测序	*TCF3*突变外显子	文本	v2：NLP＋归一
18.4.515	NGS/Sanger测序	*TCF3*突变比例	数值	v2：NLP＋归一

续　表

序号	子模块	数据元名称	值域/数据类型	数据加工类型
18.4.516	NGS/Sanger测序	*TERT*突变	是，否	v2：NLP＋归一
18.4.517	NGS/Sanger测序	*TERT*突变外显子	文本	v2：NLP＋归一
18.4.518	NGS/Sanger测序	*TERT*突变比例	数值	v2：NLP＋归一
18.4.519	NGS/Sanger测序	*TET2*突变	是，否	v2：NLP＋归一
18.4.520	NGS/Sanger测序	*TET2*突变外显子	文本	v2：NLP＋归一
18.4.521	NGS/Sanger测序	*TET2*突变比例	数值	v2：NLP＋归一
18.4.522	NGS/Sanger测序	*TNFAIP3*突变	是，否	v2：NLP＋归一
18.4.523	NGS/Sanger测序	*TNFAIP3*突变外显子	文本	v2：NLP＋归一
18.4.524	NGS/Sanger测序	*TNFAIP3*突变比例	数值	v2：NLP＋归一
18.4.525	NGS/Sanger测序	*TNFRSF14*突变	是，否	v2：NLP＋归一
18.4.526	NGS/Sanger测序	*TNFRSF14*突变外显子	文本	v2：NLP＋归一
18.4.527	NGS/Sanger测序	*TNFRSF14*突变比例	数值	v2：NLP＋归一
18.4.528	NGS/Sanger测序	*TP53*突变	是，否	v2：NLP＋归一
18.4.529	NGS/Sanger测序	*TP53*突变外显子	文本	v2：NLP＋归一
18.4.530	NGS/Sanger测序	*TP53*突变比例	数值	v2：NLP＋归一
18.4.531	NGS/Sanger测序	*TP63*突变	是，否	v2：NLP＋归一
18.4.532	NGS/Sanger测序	*TP63*突变外显子	文本	v2：NLP＋归一
18.4.533	NGS/Sanger测序	*TP63*突变比例	数值	v2：NLP＋归一
18.4.534	NGS/Sanger测序	*TP73*突变	是，否	v2：NLP＋归一
18.4.535	NGS/Sanger测序	*TP73*突变外显子	文本	v2：NLP＋归一
18.4.536	NGS/Sanger测序	*TP73*突变比例	数值	v2：NLP＋归一
18.4.537	NGS/Sanger测序	*TRAF2*突变	是，否	v2：NLP＋归一
18.4.538	NGS/Sanger测序	*TRAF2*突变外显子	文本	v2：NLP＋归一
18.4.539	NGS/Sanger测序	*TRAF2*突变比例	数值	v2：NLP＋归一
18.4.540	NGS/Sanger测序	*TSC1*突变	是，否	v2：NLP＋归一
18.4.541	NGS/Sanger测序	*TSC1*突变外显子	文本	v2：NLP＋归一
18.4.542	NGS/Sanger测序	*TSC1*突变比例	数值	v2：NLP＋归一

序号	子模块	数据元名称	值域/数据类型	数据加工类型
18.4.543	NGS/Sanger测序	*TTN*突变	是，否	v2：NLP＋归一
18.4.544	NGS/Sanger测序	*TTN*突变外显子	文本	v2：NLP＋归一
18.4.545	NGS/Sanger测序	*TTN*突变比例	数值	v2：NLP＋归一
18.4.546	NGS/Sanger测序	*TYK2*突变	是，否	v2：NLP＋归一
18.4.547	NGS/Sanger测序	*TYK2*突变外显子	文本	v2：NLP＋归一
18.4.548	NGS/Sanger测序	*TYK2*突变比例	数值	v2：NLP＋归一
18.4.549	NGS/Sanger测序	*U2AF1*突变	是，否	v2：NLP＋归一
18.4.550	NGS/Sanger测序	*U2AF1*突变外显子	文本	v2：NLP＋归一
18.4.551	NGS/Sanger测序	*U2AF1*突变比例	数值	v2：NLP＋归一
18.4.552	NGS/Sanger测序	*WHSC1*突变	是，否	v2：NLP＋归一
18.4.553	NGS/Sanger测序	*WHSC1*突变外显子	文本	v2：NLP＋归一
18.4.554	NGS/Sanger测序	*WHSC1*突变比例	数值	v2：NLP＋归一
18.4.555	NGS/Sanger测序	*WT1*突变	是，否	v2：NLP＋归一
18.4.556	NGS/Sanger测序	*WT1*突变外显子	文本	v2：NLP＋归一
18.4.557	NGS/Sanger测序	*WT1*突变比例	数值	v2：NLP＋归一
18.4.558	NGS/Sanger测序	*XPO1*突变	是，否	v2：NLP＋归一
18.4.559	NGS/Sanger测序	*XPO1*突变外显子	文本	v2：NLP＋归一
18.4.560	NGS/Sanger测序	*XPO1*突变比例	数值	v2：NLP＋归一
18.4.561	NGS/Sanger测序	*ZAP70*突变	是，否	v2：NLP＋归一
18.4.562	NGS/Sanger测序	*ZAP70*突变外显子	文本	v2：NLP＋归一
18.4.563	NGS/Sanger测序	*ZAP70*突变比例	数值	v2：NLP＋归一
18.4.564	NGS/Sanger测序	*ZNF292*突变	是，否	v2：NLP＋归一
18.4.565	NGS/Sanger测序	*ZNF292*突变外显子	文本	v2：NLP＋归一
18.4.566	NGS/Sanger测序	*ZNF292*突变比例	数值	v2：NLP＋归一
18.4.567	NGS/Sanger测序	*ZRSR2*突变	是，否	v2：NLP＋归一
18.4.568	NGS/Sanger测序	*ZRSR2*突变外显子	文本	v2：NLP＋归一

续　表

序号	子模块	数据元名称	值域/数据类型	数据加工类型
18.4.569	NGS/Sanger测序	*ZRSR2*突变比例	数值	v2：NLP＋归一
18.5.1	PCR基因检测	取样日期	YYYY-MM-DD	v2：NLP＋归一
18.5.2	PCR基因检测	标本来源部位	血液、骨髓、组织、胸腹水、淋巴结、其他	v2：NLP＋归一
18.5.3	PCR基因检测	检测方法	文本	v2：NLP＋归一
18.5.4	PCR基因检测	检测日期	YYYY-MM-DD	v2：NLP＋归一
18.5.5	PCR基因检测	*Ig*基因重排（*IGH/IGK/IGL*）	是，否	v2：NLP＋归一
18.5.6	PCR基因检测	*TCR*基因重排（*TCRB/TCRD/TCRG*）	是，否	v2：NLP＋归一
18.5.7	PCR基因检测	*BCL/JH*转位	是，否	v2：NLP＋归一
18.5.8	PCR基因检测	*BCR/ABL*转位	是，否	v2：NLP＋归一
18.5.9	PCR基因检测	*FLT3*突变	是，否	v2：NLP＋归一
18.5.10	PCR基因检测	*PML/PARα*转位	是，否	v2：NLP＋归一
18.5.11	PCR基因检测	*BCL-2*基因重排	是，否	v2：NLP＋归一
18.5.12	PCR基因检测	*C-myc*基因重排	是，否	v2：NLP＋归一
18.5.13	PCR基因检测	*p53*基因缺失突变	是，否	v2：NLP＋归一
18.5.14	PCR基因检测	*p53*基因点突变	是，否	v2：NLP＋归一
18.5.15	PCR基因检测	检测结论	文本	v2：NLP＋归一
18.5.16	PCR基因检测	诊断	文本	v2：NLP＋归一
18.5.17	PCR基因检测	肿瘤分型	文本	v2：NLP＋归一
18.5.18	PCR基因检测	肿瘤分期	文本	v2：NLP＋归一
18.5.19	PCR基因检测	残余恶性细胞存在数量	数值	v2：NLP＋归一

续　表

序号	子模块	数据元名称	值域/数据类型	数据加工类型
18.6.1	mRNA表达量	检测方法	qRT-PCR、RNA-seq、其他	v2：NLP＋归一
18.6.2	mRNA表达量	检测基因	ALK，APRIL，AXIN，BCMA，BCL-2，BCL-6，BCL-10，BCL-11A，Bmi-1，β-catenin，CDC6，CHFR，CK19，Cyclin D1，ESM-1，Fas，Hepcidin，HES1，HGF，IL-4，IL-5，IL-6，IL-10，IL-11，IL-21，Ki-67，LOX，MDR-1，MIR-429，MMP-7，MMP-9，MRP，MT-1F，p53，p73，PDL1，RASSF5A，RASSF6，sIL-2R，SOX11，Survivin，TRF2，Tiam1，TACI，其他	v2：NLP＋归一
18.6.3	mRNA表达量	表达水平	数值	v2：NLP＋归一

参考标准：中华人民共和国卫生行业标准WS 445.4—2014电子病历基本数据集 第4部分：检查检验记录；中国临床肿瘤学会（CSCO）淋巴瘤诊疗指南2022；NCCN临床实践指南：华氏巨球蛋白血症/淋巴浆细胞性淋巴瘤（2022.v3）；淋巴浆细胞性淋巴瘤/华氏巨球蛋白血症诊断与治疗中国专家共识（2016年版）；专家意见。

五、不良反应数据集

不良反应数据集用于收集淋巴瘤疾病治疗过程中的不良反应相关数据的收集（表19）。

表19 不良反应

序号	子模块	数据元名称	值域/数据类型	数据加工类型
19.1.1	不良反应	不良反应	有，无	v4：手动采集
19.1.2	不良反应	不良反应事件汇总	文本	v1：直接映射
19.1.3	不良反应	枸橼酸盐中毒（次数）	数值	v2：NLP＋归一
19.1.4	不良反应	过敏反应（次数）	数值	v2：NLP＋归一
19.1.5	不良反应	低血容量反应（次数）	数值	v2：NLP＋归一
19.2.1	发热	发热等级	无 等级1：38.0～39.0℃（100.4～102.2°F） 等级2：＞39.0～40.0℃（102.3～104.0°F） 等级3：＞40.0℃（＞104.0°F）≤24小时 等级4：＞40.0℃（＞104.0°F）超过24小时 等级5：死亡	v3：逻辑加工

序号	子模块	数据元名称	值域/数据类型	数据加工类型
19.2.2	发热	不良反应来源	文本	v4：手动采集
19.2.3	发热	开始时间	YYYY-MM-DD	v2：NLP＋归一
19.2.4	发热	结束时间	YYYY-MM-DD	v2：NLP＋归一
19.2.5	发热	治疗变化	文本	v2：NLP＋归一
19.2.6	发热	发热合并用药	文本	v2：NLP＋归一
19.2.7	发热	不良反应结局/转归	文本	v2：NLP＋归一
19.3.1	腹泻	腹泻等级	无 等级1：与基线相比，大便次数增加每天＜4次；造瘘口排出物轻度增加 等级2：与基线相比，大便次数增加每天4～6次；造瘘口排出物中度增加 等级3：与基线相比，大便次数增加每天≥7次；大便失禁；需要住院治疗；与基线相比，造瘘口排出物重度增加；影响个人日常生活 等级4：危及生命，需要紧急治疗 等级5：死亡	v3：逻辑加工
19.3.2	腹泻	不良反应来源	文本	v4：手动采集
19.3.3	腹泻	开始时间	YYYY-MM-DD	v2：NLP＋归一
19.3.4	腹泻	结束时间	YYYY-MM-DD	v2：NLP＋归一
19.3.5	腹泻	治疗变化	文本	v2：NLP＋归一
19.3.6	腹泻	腹泻合并用药	文本	v2：NLP＋归一

续　表

序号	子模块	数据元名称	值域/数据类型	数据加工类型
19.3.7	腹泻	不良反应结局/转归	文本	v2：NLP＋归一
19.4.1	关节痛等级	关节痛等级	无 等级 1：轻度疼痛 等级 2：中度疼痛；影响工具性日常生活活动 等级 3：剧痛；影响个人日常生活活动 等级 4：－ 等级 5：－	v3：逻辑加工
19.4.2	关节痛等级	不良反应来源	文本	v4：手动采集
19.4.3	关节痛等级	开始时间	YYYY-MM-DD	v2：NLP＋归一
19.4.4	关节痛等级	结束时间	YYYY-MM-DD	v2：NLP＋归一
19.4.5	关节痛等级	治疗变化	文本	v2：NLP＋归一
19.4.6	关节痛等级	关节痛合并用药	文本	v2：NLP＋归一
19.4.7	关节痛等级	不良反应结局/转归	文本	v2：NLP＋归一
19.5.1	皮疹	皮疹等级	无 等级 1：体表面积小于10% 等级 2：体表面积10%～30% 等级 3：体表面积大于30% 等级 4：－ 等级 5：－	v3：逻辑加工
19.5.2	皮疹	皮疹类型	痤疮样、荨麻疹、丘疹脓疱性	v3：逻辑加工
19.5.3	皮疹	不良反应来源	文本	v4：手动采集

序号	子模块	数据元名称	值域/数据类型	数据加工类型
19.5.4	皮疹	开始时间	YYYY-MM-DD	v2: NLP＋归一
19.5.5	皮疹	结束时间	YYYY-MM-DD	v2: NLP＋归一
19.5.6	皮疹	治疗变化	文本	v2: NLP＋归一
19.5.7	皮疹	皮疹合并用药	文本	v2: NLP＋归一
19.5.8	皮疹	不良反应结局/转归	文本	v2: NLP＋归一
19.6.1	感染	感染等级	无 等级1：- 等级2：需要口服药物，抗生素、抗真菌或抗病毒治疗 等级3：需要静脉给予抗菌药物，抗真菌或抗病毒药物治疗；需要放射学或手术治疗 等级4：危及生命；需要紧急治疗 等级5：死亡	v3: 逻辑加工
19.6.2	感染	感染部位	文本	v2: NLP＋归一
19.6.3	感染	不良反应来源	文本	v4: 手动采集
19.6.4	感染	开始时间	YYYY-MM-DD	v2: NLP＋归一
19.6.5	感染	结束时间	YYYY-MM-DD	v2: NLP＋归一
19.6.6	感染	治疗变化	文本	v2: NLP＋归一
19.6.7	感染	感染合并用药	文本	v2: NLP＋归一
19.6.8	感染	不良反应结局/转归	文本	v2: NLP＋归一
19.7.1	瘀斑	瘀斑	有，无	v3: 逻辑加工
19.7.2	瘀斑	瘀斑大小	数值	v3: 逻辑加工
19.7.3	瘀斑	不良反应来源	文本	v4: 手动采集
19.7.4	瘀斑	开始时间	YYYY-MM-DD	v2: NLP＋归一

续　表

序号	子模块	数据元名称	值域/数据类型	数据加工类型
19.7.5	瘀斑	结束时间	YYYY-MM-DD	v2：NLP＋归一
19.7.6	瘀斑	治疗变化	文本	v2：NLP＋归一
19.7.7	瘀斑	瘀斑合并用药	文本	v2：NLP＋归一
19.7.8	瘀斑	不良反应结局/转归	文本	v2：NLP＋归一
19.8.1	心房颤动	心房颤动等级	无； 等级1：无症状，不需治疗 等级2：非紧急的医疗处理 等级3：有症状，药物不能完全控制或需要仪器（例如起搏器），或者消融控制 等级4：危及生命；需要紧急治疗 等级5：死亡	v3：逻辑加工
19.8.2	心房颤动	不良反应来源	文本	v4：手动采集
19.8.3	心房颤动	开始时间	YYYY-MM-DD	v4：手动采集
19.8.4	心房颤动	结束时间	YYYY-MM-DD	v4：手动采集
19.8.5	心房颤动	治疗变化	文本	v4：手动采集
19.8.6	心房颤动	心房颤动合并用药	文本	v1：直接映射
19.8.7	心房颤动	不良反应结局/转归	文本	v4：手动采集
19.9.1	心悸胸闷	心悸胸闷	是，否	v3：逻辑加工
19.9.2	心悸胸闷	心率（次/分）	数值	v1：直接映射
19.9.3	心悸胸闷	R-R（秒）	数值	v1：直接映射
19.9.4	心悸胸闷	P-R（秒）	数值	v1：直接映射

续　表

序号	子模块	数据元名称	值域/数据类型	数据加工类型
19.9.5	心悸胸闷	QRS波	数值	v1：直接映射
19.9.6	心悸胸闷	QTc间期（秒）	数值	v1：直接映射
19.9.7	心悸胸闷	QT间期（秒）	数值	v1：直接映射
19.9.8	心悸胸闷	心电图结论	文本	v3：逻辑加工
19.9.9	心悸胸闷	不良反应来源	文本	v4：手动采集
19.9.10	心悸胸闷	开始时间	YYYY-MM-DD	v2：NLP＋归一
19.9.11	心悸胸闷	结束时间	YYYY-MM-DD	v2：NLP＋归一
19.9.12	心悸胸闷	治疗变化	文本	v2：NLP＋归一
19.9.13	心悸胸闷	心悸胸闷合并用药	文本	v2：NLP＋归一
19.9.14	心悸胸闷	不良反应结局/转归	文本	v2：NLP＋归一
19.10.1	高血压	高血压等级	无 等级1：收缩压在120～139mmHg，舒张压在80～89mmHg 等级2：收缩压140～159mmHg，舒张压90～99mmHg 等级3：收缩压≥160mmHg，舒张压≥100mmHg 等级4：危及生命 等级5：死亡	v3：逻辑加工
19.10.2	高血压	不良反应来源	文本	v2：NLP＋归一
19.10.3	高血压	开始时间	YYYY-MM-DD	v2：NLP＋归一
19.10.4	高血压	结束时间	YYYY-MM-DD	v2：NLP＋归一
19.10.5	高血压	治疗变化	文本	v2：NLP＋归一
19.10.6	高血压	高血压合并用药	文本	v2：NLP＋归一

续　表

序号	子模块	数据元名称	值域/数据类型	数据加工类型
19.10.7	高血压	不良反应结局/转归	文本	v2：NLP＋归一
19.11.1	出血	出血等级	无 等级1：影像学发现轻度出血，不需要干预 等级2：中度出血，需要干预 等级3：重度出血；需要输血；需要放疗学或内镜治疗 等级4：危及生命；需要紧急手术治疗 等级5：死亡	v3：逻辑加工
19.11.2	出血	出血部位	文本	v2：NLP＋归一
19.11.3	出血	处理方式	文本	v2：NLP＋归一
19.11.4	出血	不良反应来源	文本	v4：手动采集
19.11.5	出血	开始时间	YYYY-MM-DD	v2：NLP＋归一
19.11.6	出血	结束时间	YYYY-MM-DD	v2：NLP＋归一
19.11.7	出血	治疗变化	文本	v2：NLP＋归一
19.11.8	出血	不良反应结局/转归	文本	v2：NLP＋归一
19.12.1	中性粒细胞计数降低	中性粒细胞计数降低等级	无 等级1：＜正常值下限～1500/mm^3；＜正常值下限～1.5×10^9/L 等级2：＜（1000～1500）/mm^3；＜（1.0～1.5）×10^9/L 等级3：＜（500～1000）/mm^3；＜（0.5～1.0）×10^9/L 等级4：500/mm^3；＜0.5×10^9/L 等级5：死亡	v3：逻辑加工

序号	子模块	数据元名称	值域/数据类型	数据加工类型
19.12.2	中性粒细胞计数降低	处理方式	文本	v3：逻辑加工
19.12.3	中性粒细胞计数降低	不良反应来源	文本	v4：手动采集
19.12.4	中性粒细胞计数降低	开始时间	YYYY-MM-DD	v2：NLP＋归一
19.12.5	中性粒细胞计数降低	结束时间	YYYY-MM-DD	v2：NLP＋归一
19.12.6	中性粒细胞计数降低	治疗变化	文本	v2：NLP＋归一
19.12.7	中性粒细胞计数降低	不良反应结局/转归	文本	v2：NLP＋归一
19.13.1	淋巴细胞计数降低	淋巴细胞计数降低等级	无 等级1：＜正常值下限～800/mm^3；＜正常值下限～0.8×10^9/L 等级2：＜(500～800)/mm^3；＜(0.5～0.8)×10^9/L 等级3：＜(200～500)/mm^3；＜(0.2～0.5)×10^9/L 等级4：＜200/mm^3；＜0.2×10^9/L 等级5：死亡	v3：逻辑加工
19.13.2	淋巴细胞计数降低	处理方式	文本	v3：逻辑加工
19.13.3	淋巴细胞计数降低	不良反应来源	文本	v4：手动采集
19.13.4	淋巴细胞计数降低	开始时间	YYYY-MM-DD	v2：NLP＋归一

续　表

序号	子模块	数据元名称	值域/数据类型	数据加工类型
19.13.5	淋巴细胞计数降低	结束时间	YYYY-MM-DD	v2：NLP＋归一
19.13.6	淋巴细胞计数降低	治疗变化	文本	v2：NLP＋归一
19.13.7	淋巴细胞计数降低	不良反应结局/转归	文本	v2：NLP＋归一
19.14.1	淋巴细胞计数增高	淋巴细胞计数增高等级	无 等级1：－ 等级2：＞(4000～20 000)/mm³ 等级3：＞20 000/mm³ 等级4：－ 等级5：死亡	v3：逻辑加工
19.14.2	淋巴细胞计数增高	处理方式	文本	v3：逻辑加工
19.14.3	淋巴细胞计数增高	不良反应来源	文本	v4：手动采集
19.14.4	淋巴细胞计数增高	开始时间	YYYY-MM-DD	v2：NLP＋归一
19.14.5	淋巴细胞计数增高	结束时间	YYYY-MM-DD	v2：NLP＋归一
19.14.6	淋巴细胞计数增高	治疗变化	文本	v2：NLP＋归一
19.14.7	淋巴细胞计数增高	不良反应结局/转归	文本	v2：NLP＋归一
19.15.1	贫血	贫血等级	无 等级1：100g/L～正常值下限 等级2：80～100g/L 等级3：65～80g/L 等级4：危及生命；需要紧急治疗 等级5：死亡	v3：逻辑加工

序号	子模块	数据元名称	值域/数据类型	数据加工类型
19.15.2	贫血	处理方式	文本	v3：逻辑加工
19.15.3	贫血	不良反应来源	文本	v4：手动采集
19.15.4	贫血	开始时间	YYYY-MM-DD	v2：NLP＋归一
19.15.5	贫血	结束时间	YYYY-MM-DD	v2：NLP＋归一
19.15.6	贫血	治疗变化	文本	v2：NLP＋归一
19.15.7	贫血	不良反应结局/转归	文本	v2：NLP＋归一
19.16.1	血小板计数降低	血小板计数降低等级	无 等级1：$75.0 \times 10^9/L \sim$ 正常值下限 等级2：$(50 \sim 75) \times 10^9/L$ 等级3：$(25 \sim 50) \times 10^9/L$ 等级4：$< 25.0 \times 10^9/L$ 等级5：死亡	v3：逻辑加工
19.16.2	血小板计数降低	处理方式	文本	v3：逻辑加工
19.16.3	血小板计数降低	不良反应来源	文本	v4：手动采集
19.16.4	血小板计数降低	开始时间	YYYY-MM-DD	v2：NLP＋归一
19.16.5	血小板计数降低	结束时间	YYYY-MM-DD	v2：NLP＋归一
19.16.6	血小板计数降低	治疗变化	文本	v2：NLP＋归一
19.16.7	血小板计数降低	不良反应结局/转归	文本	v4：手动采集
19.17.1	服药情况	是否停药	是，否	v3：逻辑加工
19.17.2	服药情况	停药原因	文本	v3：逻辑加工
19.17.3	服药情况	停药时间段	数值范围	v3：逻辑加工

续　表

序号	子模块	数据元名称	值域/数据类型	数据加工类型
19.17.4	服药情况	是否减量	是，否	v3：逻辑加工
19.17.5	服药情况	减量药物	文本	v3：逻辑加工
19.17.6	服药情况	减量原因	文本	v3：逻辑加工
19.17.7	服药情况	调整后的剂量	数值	v3：逻辑加工
19.17.8	服药情况	是否调整服药时间	是，否	v3：逻辑加工
19.17.9	服药情况	调整后的服药时间	数值	v3：逻辑加工
19.17.10	服药情况	是否调整疗程数	是，否	v3：逻辑加工
19.17.11	服药情况	调整后的疗程数	数值	v3：逻辑加工
19.17.12	服药情况	是否出院带药	是，否	v3：逻辑加工
19.17.13	服药情况	出院带药名称	文本	v3：逻辑加工
19.17.14	服药情况	出院带药剂量	数值	v3：逻辑加工

　　参考标准：中国临床肿瘤学会（CSCO）淋巴瘤诊疗指南 2022；NCCN临床实践指南：华氏巨球蛋白血症/淋巴浆细胞性淋巴瘤（2022.v3）；淋巴浆细胞性淋巴瘤/华氏巨球蛋白血症诊断与治疗中国专家共识（2016 年版）；造血干细胞移植治疗淋巴瘤中国专家共识（2018 版）；专家意见。

六、其他数据集

其他数据集见表20。

表20 费用

序号	子模块	数据元名称	值域/数据类型	数据加工类型
20.1.1	门诊费用	收费项目编码	文本	v1：直接映射
20.1.2	门诊费用	收费项目名称	文本	v1：直接映射
20.1.3	门诊费用	收费类型编码	文本	v1：直接映射
20.1.4	门诊费用	收费类型名称	文本	v1：直接映射
20.1.5	门诊费用	支付状态编码	文本	v1：直接映射
20.1.6	门诊费用	支付状态名称	文本	v1：直接映射
20.1.7	门诊费用	费用类型编码	文本	v1：直接映射
20.1.8	门诊费用	费用类型名称	文本	v1：直接映射
20.1.9	门诊费用	项目单价	数值	v1：直接映射
20.1.10	门诊费用	项目单价单位	文本	v1：直接映射
20.1.11	门诊费用	数量	数值	v1：直接映射
20.1.12	门诊费用	数量单位	文本	v1：直接映射
20.2.1	住院费用	项目类别	文本	v1：直接映射
20.2.2	住院费用	项目编码	文本	v1：直接映射
20.2.3	住院费用	项目名称	文本	v1：直接映射
20.2.4	住院费用	数量	数值	v1：直接映射
20.2.5	住院费用	单位	文本	v1：直接映射
20.2.6	住院费用	执行科室	文本	v1：直接映射

续　表

序号	子模块	数据元名称	值域/数据类型	数据加工类型
20.2.7	住院费用	医保类型	文本	v1：直接映射
20.2.8	住院费用	医保项目类别	文本	v1：直接映射
20.2.9	住院费用	住院总费用	数值	v1：直接映射
20.2.10	住院费用	自付费用	数值	v1：直接映射
20.2.11	住院费用	其他费用	数值	v1：直接映射
20.2.12	住院费用	床位费	数值	v1：直接映射
20.2.13	住院费用	护理治疗费	数值	v1：直接映射
20.2.14	住院费用	一般治疗费	数值	v1：直接映射

参考标准：中华人民共和国卫生行业标准WS 363.13—2011卫生信息数据元目录 第13部分：卫生费用。

七、参考文献

［1］中华人民共和国卫生和计划生育委员会.电子病历基本数据集 第10部分：住院病案首页.国卫通〔2014〕5号［EB /OL］.（2014-05-30）［2022-03-20］http：//www.nhc.gov.cn/wjw/s9497/201406/d71e897955b24cefb9ef903ab6d7f680.shtml.

［2］中华人民共和国卫生和计划生育委员会.电子病历基本数据集 第12部分：入院记录.国卫通〔2014〕5号［EB /OL］.（2014-05-30）［2022-03-20］http：//www.nhc.gov.cn/wjw/s9497/201406/64940eb79803460aa147d0c14c5074af.shtml.

［3］中华人民共和国卫生部.病历书写基本规范.卫医政发〔2010〕11号［EB/OL］（2010-01-22）［2022-03-20］.http：//www.nhc.gov.cn/bgt/s10696/201002/ca74ec8010e344a4a1fead0f66f41354.shtml.

［4］Health Level Seven China（HL7中国委员会）.HL7 China CDA guifan（2013试行版）.http：//hl73org3cn/index3php?m ＝ content&c ＝ index&a ＝ lists&catid ＝ 40.

［5］中国临床肿瘤学会指南工作委员会.中国临床肿瘤学会（CSCO）淋巴瘤诊疗指南2022［M］.北京：人民卫生出版社，2022.

［6］石远凯，孙燕，刘彤华.中国恶性淋巴瘤诊疗规范（2015年版）［J］.中华肿瘤杂志，2015，37（2）：148-158.

［7］NCCN Clinical practice guidelines in Oncology-Waldenström Macroglobulinemia/Lymphoplasmacytic Lymphoma（2022. v3）［EB/OL］.https：//www.nccn.org/guidelines/guidelines-detail?category ＝ 1&id ＝ 1475.

［8］易树华，李剑.淋巴浆细胞性淋巴瘤/华氏巨球蛋白血症诊断与治疗中国专家共识（2016年版）［J］.中华血液学杂志，2016，37（9）：729-734.

［9］SWERDLOW S H，CAMPO E，HARRIS N L，et al.WHO classification of tumours of haematopoietic and lymphoid tissues（revised 4th edition）.Lyon，France：IARC Press，2017.

［10］中华医学会儿科学分会肿瘤学组，中华医学会儿科学分会血液学组，中国抗癌协会小儿肿瘤专业委员会，等.儿童和青少年侵袭性成熟B细胞非霍奇金淋巴瘤诊疗专家共识［J］.中华儿科杂志，2020，58（10）：790-795.

［11］中华人民共和国卫生和计划生育委员会.电子病历基本数据集 第4部分：检验

检查记录. 国卫通〔2014〕5 号〔EB /OL〕. （2014-05-30）〔2022-03-21〕http：//
www.nhc.gov.cn/wjw/s9497/201406/e467bd81e1014516861a11e7bae49929.shtml.

［12］KHAN A N，GRIFFITH S P，MOORE C，et al. Standardizing Laboratory Data
by Mapping to LOINC〔J〕. Journal of the American Medical Informatics Associa-
tion Jamia，2006，13（3）：353−355.

［13］中华人民共和国卫生和计划生育委员会. 电子病历基本数据集 第14部分：住
院医嘱. 国卫通〔2014〕5 号〔EB/OL〕. （2014-06-20）〔2022-03-20〕http：//
www.nhc.gov.cn/wjw/s9497/201406/5b40ad9037f64410ad10974f50d6e2bb.shtml.

［14］中国抗癌协会血液肿瘤专业委员会，中华医学会血液学分会白血病淋巴瘤学
组，中国临床肿瘤学会抗淋巴瘤联盟. 造血干细胞移植治疗淋巴瘤中国专家共
识（2018版）〔J〕. 中华肿瘤杂志，2018，40（12）：927.

［15］李斌，鲍扬漪. CD19-CART技术在B细胞淋巴瘤及白血病中的应用进展〔J〕.
临床血液学杂志，2017，30（9）：735−738.

［16］中华人民共和国卫生和计划生育委员会. 卫生信息数据元目录 第13部分：卫
生费用. 国卫通〔2014〕5 号〔EB/OL〕. （2011-08-02）〔2022-03-10〕http：//
www.nhc.gov.cn/cms-search/xxgk/getManuscriptXxgk.htm?id＝52753.